DES CONDITIONS

DE

L'ÉLÉVATION DE LA TEMPÉRATURE

DANS LA FIÈVRE

PAR

LE Dr J.-ÉDOUARD WEBER,

de Mulhouse.

PARIS

ADRIEN DELAHAYE, LIBRAIRE-ÉDITEUR

PLACE DE L'ÉCOLE-DE-MÉDECINE

1872

DES CONDITIONS

DE

L'ÉLÉVATION DE LA TEMPÉRATURE

DANS LA FIÈVRE

DES CONDITIONS

DE

L'ÉLÉVATION DE LA TEMPÉRATURE

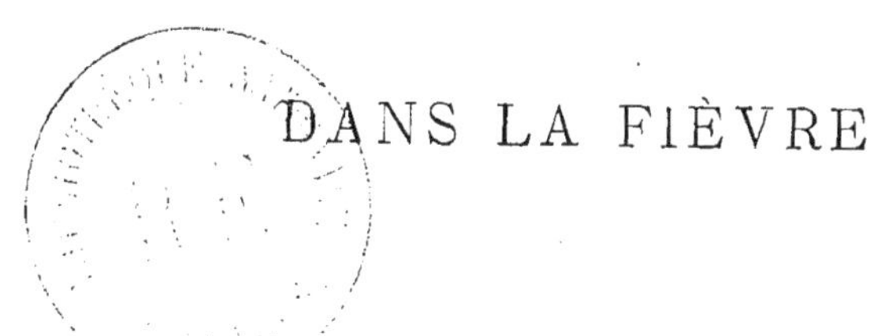

DANS LA FIÈVRE

PAR

LE Dr J.-ÉDOUARD WEBER,
de Mulhouse.

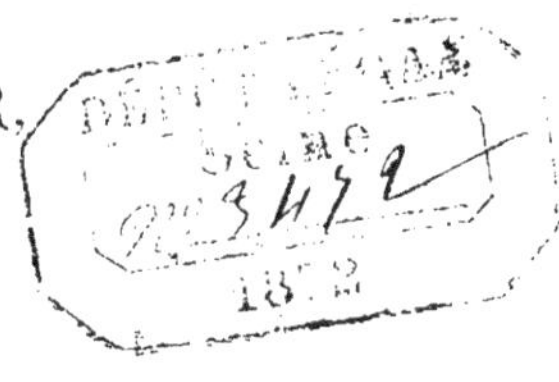

PARIS
ADRIEN DELAHAYE, LIBRAIRE-ÉDITEUR
PLACE DE L'ÉCOLE-DE-MÉDECINE

1872

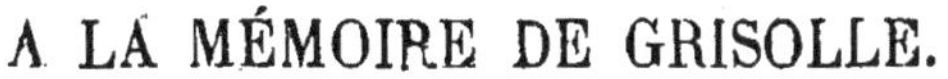

A LA MÉMOIRE DE GRISOLLE.

DES CONDITIONS

DE

L'ÉLÉVATION DE LA TEMPÉRATURE

DANS

LA FIÈVRE

INTRODUCTION

Tout le monde admet aujourd'hui qu'il y a élévation de température dans la fièvre.

Les anciens l'avaient bien reconnu, et si, pendant un temps, on a accordé moins d'attention à ce fait, pour mettre au premier plan d'autres symptômes, tels que la rapidité du pouls par exemple, aujourd'hui l'on s'est convaincu, par des appréciations exactes, beaucoup mieux qu'on ne le faisait autrefois par la seule impression que ressentait la main, de la constance de l'élévation de température dans toute maladie fébrile.

L'emploi généralisé et devenu habituel du thermomètre en clinique a fait justice de tous les doutes qui pouvaient subsister à cet égard; de tous côtés, la température a été notée dans les maladies, et en se contrôlant les unes les autres, toutes les observations ont fini par conduire à des résultats précis.

Non-seulement l'élévation de température est constante, mais le degré de cette élévation peut servir de mesure à l'intensité de la fièvre; sa durée concorde avec celle de la fièvre, et le retour à la température normale coïncide avec la convalescence.

L'ascension soit brusque, soit progressive du niveau thermométrique, son élévation compliquée soit de rémissions, soit d'intervalles, varient suivant les maladies; dans chaque maladie, cette marche se fait suivant un type donné dont elle s'écarte peu, et on a été conduit à se servir des *courbes de température*, c'est-à-dire de la représentation graphique de tous ces éléments pour aider à distinguer entre elles les maladies.

On est arrivé, d'autre part, à voir que de ce symptôme dépendent tous les autres. L'accélération du pouls, la soif, la faiblesse musculaire, etc., ne sont que des conséquences d'un niveau de température supérieur au niveau normal.

Le danger des fièvres très-intenses est précisément dans ces hautes températures que nos organes ne peuvent pas supporter.

En un mot, toute la question de la fièvre, malgré les points obscurs qu'elle contient encore, tourne autour de la question de température; c'est un fait tellement capital qu'on en a fait la définition même de la fièvre :

La fièvre est une élévation anormale et durable de la température.

« Telle est, dit M. Jaccoud (1), la rigoureuse et

(1) Traité de path. interne, 1869, t. I, p. 72. Cf. Hirtz, art. *Fièvre*, Dict. de méd. et de chir. prat., t. XIV, p. 729.

stricte justesse de cette définition qu'elle peut être renversée sans rien perdre de son exactitude, et être exprimée sous cette autre forme : Tout individu dont la température subit un accroissement durable, a la fièvre. »

Si l'on porte depuis quelques années beaucoup d'attention au fait clinique de l'élévation de la température, on s'est peut-être trop peu préoccupé du fait physiologique ; on ne s'est pas rendu compte de tout le dérangement que suppose dans l'organisme une élévation même de peu de degrés au-dessus du niveau normal.

C'est ce côté de la question que je me propose d'étudier ici. Je rechercherai les conditions dans lesquelles le niveau de la température peut s'élever d'une manière durable jusqu'à constituer la fièvre ; d'une part, les conditions *physiques*, c'est-à-dire celles qui tiennent au calorique lui-même, à son équilibre chez l'être vivant, aux combustions organiques ; de l'autre, les conditions que j'appellerais volontiers *dynamiques*, c'est-à-dire celles qui tiennent au système nerveux.

Les conditions physiques de la chaleur chez les animaux à niveau constant sont aujourd'hui bien connues ; leur étude dans la fièvre comporte, comme on le verra, des résultats assez précis.

Il n'en est pas de même lorsqu'il s'agit de l'influence du système nerveux. Malgré toutes les recherches dont il est l'objet, ce premier moteur des organismes supérieurs se dérobe encore en grande partie à nos investigations. Les théories diverses et même opposées que l'on a faites au sujet de son influence sur la chaleur prouvent bien que la science n'est pas faite sur ce point. J'essaierai, sans passer en revue ces théories, de réunir, d'une part, les faits cliniques, de l'autre, les expériences physiologiques qui leur ont donné naissance, ou qui peuvent leur prêter quelque appui ; je grouperai, aussi méthodiquement que possible, les matériaux épars de cette étude. Je n'ai pas essayé de faire moi-même des expériences ; celles qu'il y aurait encore à faire sont si délicates qu'il y faut l'habileté des meilleurs physiologistes, pour que les causes d'erreur n'en masquent pas complétement le résultat. Je ne me dissimule pas d'ailleurs le vague qui règne encore dans ce domaine; j'aurai à poser, je le sais, au moins autant de points d'interrogation que j'aborderai de questions.

Mais, si dans un sujet aussi complexe et aussi obscur, je ne me hasarde pas à proposer une théorie, j'aurai du moins dégagé quelques inconnues et limité les questions qui restent à résoudre. — L'intérêt puissant de ce problème m'excusera d'avoir osé l'aborder.

PREMIÈRE PARTIE

Des conditions physiques de l'élévation de température.

L'élévation de température est-elle due à un changement de répartition du sang? — Opinion de M. Marey. — Théorie de Traube. L'élévation du niveau est due à une diminution des pertes.

Théorie de Liebermeister. — Il y a augmentation de production de calorique. — Preuves à l'appui. — Méthodes calorimétriques. — Les produits de combustion sont augmentés dans la fièvre. — Urée. — Acide carbonique.

La chaleur n'est pas également répartie dans tout l'organisme; la température est généralement moins élevée à la périphérie qu'au centre, et grâce à des recherches multipliées, on connaît aujourd'hui parfaitement la température relative des différentes parties du corps. L'endroit où elle est le plus élevée est le cœur droit, mieux encore la veine cave dans son trajet entre le foie et le cœur.

C'est donc là qu'il faudrait pouvoir la constater pour avoir une notion précise de son maximum. Mais, chez l'homme, nous ne pouvons la mesurer que dans des endroits relativement superficiels, tels que le creux de l'aisselle, le rectum, la bouche, etc.

Dans ces divers endroits (et je ne m'arrêterai pas à discuter leur valeur relative, ni les procédés employés pour arriver à une mesure exacte), la température est plus élevée qu'à la superficie, moins élevée que dans le cœur droit ou dans les parties les plus centrales.

On admet que cette température représente la moyenne de celle du sang, mais rien ne prouve *à priori* que quand le niveau de la température monte dans l'aisselle, il monte aussi dans le cœur droit.

De là une première théorie sur l'élévation de température que nous constatons chez les malades atteints de fièvre.

I. *Théorie de l'élévation de la température par le changement dans la répartition du sang.*

La température s'élèverait dans les points accessibles à nos thermomètres, simplement parce que la température de ces parties se rapprocherait de celle des parties centrales. Cet équilibre serait produit par une circulation plus active du sang à la périphérie, tenant elle-même à un relâchement des vaisseaux.

Cette théorie a été soutenue entre autres par M. Marey. Voici ce qu'il dit (1) « L'élévation de la température sous l'influence de la fièvre consiste bien plutôt en un nivellement de la température dans les différents points de l'économie qu'en un échauffement absolu.

« La chaleur augmentée dans la fièvre porte principalement sur la périphérie du corps, ce qui prouve qu'elle consiste surtout en un nivellement de la tem-

(1) Marey. Physiologie de la circ. du sang, 1863, p. 361.

pérature sous l'influence d'un mouvement plus rapide du sang (p. 363). »

Ainsi, c'est à un nivellement que M. Marey attribue la chaleur plus grande que l'on trouve aux fiévreux; c'est à une modification de la répartition du sang. Toutefois il n'hésite pas à admettre une autre cause de cette augmentation, une production exagérée de chaleur, due, d'après lui, à ce que le sang se renouvelle plus rapidement au voisinage des tissus.

« Il existe aussi dans la fièvre une légère augmentation de la chaleur centrale, ce qui peut s'expliquer par une augmentation légère de la production de chaleur quand la circulation s'accélère (p. 363). »

Il attache peu d'importance à cette cause de chaleur; pour lui, l'influence en est minime, bien qu'elle existe, et ce qui fait qu'on peut l'estimer d'une façon appréciable, ce sont les obstacles que l'on apporte à la déperdition du calorique chez les fiévreux.

« La rapidité de la circulation périphérique refroidirait probablement bien vite l'homme qui a la fièvre, si une plus grande sensibilité au froid ne portait le malade à se couvrir de vêtements; ..... on lui impose un supplément de couvertures, sans compter les boissons chaudes et l'atmosphère chaude de la pièce où on le tient renfermé. Ajoutons à cela que la peau du fébricitant est sèche, de sorte qu'elle n'a plus, dans la sécrétion et l'évaporation de la sueur, une des sources ordinaires de la déperdition de calorique dans les milieux à température élevée (1). »

(1) Marey. Loc. cit., p. 363

D'après M. Marey, c'est donc d'une part parce qu'une circulation plus abondante met l'aisselle au même niveau de température que les parties centrales, d'autre part, parce que les causes de perte sont diminuées, que le thermomètre indique un niveau plus élevé chez les fiévreux. La production de chaleur n'y intervient que « par une augmentation légère. »

La question ne nous paraît pas aussi simple. D'abord, les pertes de chaleur sont loin d'être diminuées : le fiévreux, dans son stade de chaleur, ne demande pas à être couvert; il écarte les couvertures, il a trop chaud. Si même on le couvre, la dilatation de ses vaisseaux périphériques augmente plus sa perte de chaleur que les couvertures ne peuvent la restreindre.

Il est vrai que sa peau est sèche et qu'il n'a pas de sueur appréciable au toucher, mais sa soif continuelle indique bien qu'il perd des liquides en quantité notable. Ces liquides ne passent pas dans l'urine, puisque la quantité en est diminuée; ils sont donc éliminés à l'état de vapeur, sinon par la peau, au moins par la muqueuse pulmonaire. Cette cause de refroidissement, l'évaporation des liquides, n'est donc pas supprimée. Ajoutez à cela que le fiévreux reste immobile dans son lit ; il ne fait pas de mouvements ; il n'a donc pas cette source considérable de chaleur que l'homme bien portant trouve dans l'exercice. Enfin, il ne mange pas ou presque pas, et voilà encore une des causes de calorification normale qui lui manque (1).

(1) Voir la note A à la fin de l'ouvrage.

En résumé, avec ses vaisseaux de la périphérie dilatés, sa circulation cutanée activée, avec sa respiration fréquente, le fiévreux doit perdre plus de chaleur que l'homme sain ; d'autre part, la diète et l'immobilité suppriment une partie de ses sources normales de calorique. Ce n'est donc pas un phénomène peu surprenant que de voir, au milieu de ces causes multiples de refroidissement, la température du fiévreux se maintenir au-dessus de la normale.

M. Marey assimile la chaleur fébrile à celle qui est produite par la section du sympathique dans l'expérience classique de Claude Bernard.

« La chaleur fébrile, dit-il (p. 362), est assimilable à celle qu'on produit dans un organe par la section des nerfs du grand sympathique ; seulement, le phénomène de dilatation des vaisseaux étant pour ainsi dire généralisé dans toute l'économie, l'échauffement qui en résulte se généralise également pour toutes les régions superficielles du corps. »

Cette assimilation n'est pas exacte ; dans l'expérience en question, la température ne s'élève dans l'oreille du lapin qu'aux dépens d'autres parties de son corps ; une masse relativement plus grande de sang y passe, et vient donner à cette partie si exposée au refroidissement à cause de sa grande surface, une température plus rapprochée de celle des parties centrales; c'est bien là un phénomène tenant à une différence de répartition du sang.

Mais, par sa nature même, ce phénomène est local ; en se généralisant, cette circulation exagérée augmenterait tellement les pertes que le nivellement ne pourrait amener dans l'aisselle qu'une élévation minime, et encore pour fort peu de temps ; mais elle ne saurait amener pendant longtemps une élévation de 3 ou 4°, comme on l'observe fréquemment. Cette température de 40 ou 41° dépasse en effet le niveau normal des parties même les plus chaudes de l'économie, et la répartition du sang ne saurait suffire à l'expliquer, même en y ajoutant une légère augmentation de la production de chaleur.

II. *Théorie de Traube. La température s'élève par suite de la diminution des pertes.*

Une autre théorie de l'élévation de la température dans la fièvre est celle qu'a émise il y a quelques années Traube (1), l'illustre physiologiste de Berlin.

Pour lui, cette élévation tient uniquement à la diminution des pertes de chaleur, diminution produite par la contraction spasmodique des petits vaisseaux de la périphérie. Le sang passe en moins grande quantité dans les couches superficielles de la peau ; il y abandonne par conséquent moins de calorique; la peau devient plus froide (2) et rayonne moins au dehors (car un corps quelconque rayonne d'autant moins que sa température diffère moins de la température ambiante). De plus, comme il passe

(1) Med. Centralzeitung. 1863, numéros 52, 54, 102.

(2) La périphérie est extrêmement refroidie dans le frisson. Il y a une différence considérable entre la température centrale et la température périphérique. Elle va quelquefois jusqu'à 10°. (Voir le tracé graphique qu'en donne Hirtz, Dictionnaire de médecine et de chirurgie prat., t. XIV, p. 108.)

moins de sang dans les petits vaisseaux artériels, il y a une pression moins considérable dans les capillaires et par suite il y a moins de liquide qui transsude à travers leurs parois; l'évaporation insensible est moins considérable, et par conséquent une des causes de dépense de chaleur, sinon supprimée, du moins diminuée.

La dépense normale de chaleur est donc diminuée, d'après Traube, parce que ses deux facteurs : rayonnement de la chaleur, évaporation insensible, sont beaucoup diminués, et comme la chaleur continue à se produire dans l'intérieur du corps, sans se perdre au dehors, il s'en produit une accumulation, une *rétention* (1). Le niveau de la température s'élève, comme s'élèverait celui de l'eau dans un vase qui recevrait toujours la même quantité de liquide, mais dont l'orifice d'issue serait bouché.

Cette théorie s'applique bien au stade de frisson de la fièvre intermittente, où tous les phénomènes tendent à la rendre vraisemblable; où il y a en effet pâleur de la peau, spasme évident des muscles cutanés et des artères accessibles au toucher. C'est là ce qui a dû en donner l'idée à Traube; mais il l'applique à la fièvre en général, et alors sa théorie cesse d'être admissible. Comment croire, en effet, que pendant toute la durée d'une fièvre continue ou d'une pneumonie, par exem-

(1) On peut donner expérimentalement la preuve de ce fait : à savoir que la suppression de la perte de chaleur fait monter la température. Si l'on plonge un homme dans un bain d'air humide à la température de son corps, on supprime par là toutes les pertes par rayonnement et par évaporation; on voit alors la température augmenter sensiblement.

ple, les petits vaisseaux restent contractés de manière à limiter la perte de la chaleur? Comment supposer une tonicité nerveuse aussi continue, qui dans bien des cas devrait se prolonger pendant plusieurs semaines , lorsqu'au contraire tout ce que nous savons des nerfs vaso-moteurs et des contractions des petits vaisseaux nous porte à penser que leur action ne peut se prolonger longtemps sans être suivie d'une réaction, et que l'excitation vaso-motrice prolongée amène bientôt la paralysie et la dilatation ?

Enfin, il faudrait, pour faire élever la température de 2° ou 3°, que les pertes fussent non-seulement diminuées, mais supprimées, ce qu'aucune contraction vasculaire ne saurait effectuer.

Du reste tous les faits nous prouvent que pendant le stade de chaleur d'une fièvre intermittente ou pendant la continuité d'une pyrexie ou d'une phlegmasie, les vaisseaux de la périphérie sont dilatés, et la perte de chaleur au moins aussi grande, si ce n'est plus, qu'à l'état normal.

La peau est rouge, ce qui prouve que le sang y circule abondamment ; elle est chaude au toucher, ce qui prouve qu'elle dégage de la chaleur ; le lit où couche un fiévreux est plus chaud, toutes choses égales d'ailleurs, que celui où couche un homme sain ; le fiévreux lui a donc cédé plus de chaleur ; il en perd donc plus par sa surface. Un thermomètre approché à égale distance de la peau d'un fiévreux et de la peau d'un homme sain monte plus vite chez le premier, ce qui prouve qu'il rayonne plus de chaleur. Il doit en outre perdre plus de chaleur par suite de l'évaporation pulmonaire, puisque sa respiration est plus fréquente. Il est donc peu probable que la température du fiévreux augmente parce que ses pertes de chaleur sont diminuées (1) ; que ce soit par le spasme des petites artères, comme le dit Traube, ou parce qu'on le tient plus au chaud, comme le pense Marey.

Du reste, la question a été serrée de plus près, et pour savoir si l'homme perd plus ou moins dans la fièvre, nous avons mieux que des données approximatives, nous avons des expériences calorimétriques directes.

III. *L'élévation de la température tient à une augmentation dans la production de calorique.— Leyden.— Liebermeister.*

Leyden (2) a construit un calorimètre fort ingénieux pour mesurer les pertes de chaleur d'une partie du corps. C'est un manchon en cuivre de deux pieds de long sur un de large dans lequel il fait mettre la jambe du malade. Autour de ce premier manchon, se trouve un second manchon en zinc séparé du premier par une couche d'eau d'un pied et demi d'épaisseur. Le zinc est recouvert de bois, de manière à éviter autant que possible le rayonnement de chaleur de l'appareil. La température de l'eau est prise en divers points ; du reste un agitateur permet de remuer sans cesse

(1) Il est du reste prouvé que la chaleur fébrile et l'excrétion exagérée d'urée se manifestent avant le frisson. L'élévation du niveau ne saurait donc être causée, même au début, par le frisson. V. Hirtz, art. Fièvre, loc. cit., p. 731.

(2) Deutsch. Arch., vol. V, 3, 1869.

toute la masse du liquide et de la maintenir à une température uniforme. Cet appareil est monté sur un support, de manière à arriver à la hauteur du lit ; et pour gêner le moins possible le malade, Leyden a fait construire un lit dont une partie peut s'enlever et être remplacée par l'appareil en question.

La jambe du malade est donc introduite dans le manchon en cuivre jusqu'au-dessus du genou et y est fixée par un coussin circulaire de caoutchouc que l'on peut gonfler d'air pour fermer hermétiquement l'espace entre la jambe et le cylindre. — Par l'élévation de la température de l'eau, on peut juger de la quantité de calorique que cette partie du corps lui abandonne en un temps donné ; cette partie est dans l'air, dans les conditions normales, sauf l'évaporation qui ne peut pas se faire aussi bien. — De la perte de calorique de la jambe, on peut conclure à celle du corps tout entier.

S'il s'agissait ici de mesures absolues de chaleur, le procédé serait fort sujet à caution ; mais comme il ne s'agit que de valeurs relatives, on peut admettre, toutes les circonstances étant les mêmes, que si cette jambe perd plus de chaleur pendant la fièvre, le corps entier perd aussi plus de chaleur.

Leyden a fait à ce sujet des expériences très-multipliées pendant les stades de chaleur et de sueur dans la fièvre intermittente.

Il a trouvé que la perte de chaleur était *toujours* augmentée dans la fièvre ; qu'elle pouvait aller jusqu'à 1 1/2 à 2 fois la normale ; qu'elle était la plus élevée lorsque la température descendait rapidement dans la crise.

Liebermeister (1) (de Bâle) a fait des expériences analogues, et avec beaucoup de soin. Pour déterminer la perte de chaleur chez les fiévreux, il les mettait dans un bain d'une température donnée et constatait la chaleur qu'ils abandonnaient à l'eau en un temps donné. De cette manière, il négligeait évidemment la perte faite par la tête restée hors du bain et par l'exhalation pulmonaire ; il supprimait d'autre part la perte de chaleur que donne à l'état normal l'évaporation cutanée, pertes qui doivent être plus considérables chez les fiévreux. Malgré ces causes d'erreur, qui toutes doivent tendre à amoindrir ou à masquer le résultat qu'il cherchait, il a toujours trouvé que, dans la fièvre, la perte était plus grande qu'à l'état normal.

Voici comment on dispose l'expérience. Il ne suffit pas de mettre le sujet dans un bain et de mesurer la température de ce bain à son entrée et à sa sortie : on n'aurait qu'une appréciation inexacte, car l'eau ne reste pas naturellement à une température constante ; il faut encore mesurer pendant un certain temps avant le bain et pendant un certain temps après, la température de l'eau, de manière à voir de combien elle s'abaisse normalement par rayonnement en un temps donné. De là on déduit de combien elle se serait abaissée, et quel aurait été le degré du thermomètre à la fin du bain si l'on n'y eût pas introduit le sujet.

On note la température de l'eau au moment où le sujet en sort ; on sait donc l'élévation que sa présence dans le bain y a produite, et, connaissant le poids de

(1) Liebermeister. Aus der medicinischen Klinik zu Basel. Leipzig, 1868.

l'eau, on calcule facilement le nombre de calories que l'homme a cédées à l'eau.

Quand on a, par une série d'expériences, déterminé ainsi le nombre de calories qu'un homme sain abandonne à un bain d'une température donnée, on plonge dans des bains de même température, et dans les mêmes conditions, des fiévreux, et l'on calcule de la même façon le nombre de calories qu'ils cèdent au bain.

Ces expériences ont été répétées fort souvent dans les diverses espèces de fièvres (en même temps que les bains froids constituaient un essai de thérapeutique) et constamment le résultat a été le même. Tout malade atteint de fièvre cède au bain une beaucoup plus grande quantité de chaleur que l'homme sain dans les mêmes conditions. Il va sans dire qu'il faut tenir compte du poids des sujets, et que pour comparer, il faut réduire les chiffres trouvés à ce que perd le sujet par kilogramme.

Or, pendant cette perte exagérée de chaleur, la température commence par monter un peu dans l'aisselle chez le fiévreux, puis elle descend, mais elle descend bien moins qu'on ne devrait s'y attendre d'après la perte de calorique qu'il fait.

Ainsi, dans un cas cité par Liebermeister, un fiévreux pesant 39 kilogrammes perd 172 calories; sa température devrait donc baisser (le coefficient calorifique (1) de l'homme étant 0,83) de $\frac{172}{39 \times 0,83}$ ou de

(1) Le coefficient calorifique de l'homme est la fraction de calorie qu'il faut pour élever la température d'un kilogr. d'homme de 0 à 1°.

5°,3 ; or, en la mesurant à la fin de l'expérience, on trouve qu'elle n'a baissé que de 2°,1. Il y a donc là un écart considérable qui n'a pu être comblé que par une augmentation de production.

Il est vrai que l'on pourrait faire ici une objection très-fondée. La température ne diminue dans l'aisselle ou dans le rectum que de 2°,1, mais rien ne prouve qu'elle n'ait pas beaucoup plus diminué dans les parties périphériques, et c'est probablement de là que vient cette grande quantité de calorique communiquée au bain ; car il y a chez les fiévreux une bien plus grande quantité de calorique dans les couches périphériques que chez les gens bien portants.

Liebermeister a prévu cette objection ; il a constaté que, dans les quelques premières minutes, le fiévreux cède incomparablement plus de chaleur au bain froid que dans les périodes suivantes, et il attribue cet excès au refroidissement périphérique. Au bout d'un certain temps les quantités de chaleur cédées par l'homme au bain deviennent sensiblement constantes, et c'est de ce moment là seulement que Liebermeister part pour établir ses calculs (1).

Dans le frisson, la preuve de la production exagérée de chaleur peut se faire sans l'intermédiaire des bains et d'une façon bien plus frappante.

(1) Je cite comme exemple une de ses observations :

La température du bain (200 litres d'eau) est au début de 30°,07. Au bout de 20 minutes, elle est de 29°,55 ; elle est donc descendue par minute de 0°,0254. On y introduit le malade, dont la température est de 40°,35. Son poids est 39 kil.

En 1 minute 1/2, le bain passe de 29°,55 à 29°,61 ; il a absorbé 12 calories, ou par minute 12 cal.,9 ; dans la minute et demie suivante, il passe de 29°,61 à 29°,64 ; il a absorbé 6 calories, ou

Le procédé à employer consiste à se servir du corps lui-même comme calorimètre. Ainsi, par exemple, dans un cas cité par Liebermeister, chez un homme de 57 k. 5, atteint de fièvre intermittente quotidienne,

par minute 8,9 ; dans les 2 minutes suivantes, il passe de 29°,64 à 29°,67 ; il a absorbé 6 calories, ou par minute 7,9 ; dans les 2 minutes suivantes, il passe de 29°,67 à 29°69 ; il a absorbé 4 calories, ou par minute 6,9. Et ainsi de suite en décroissant jusqu'à ce que les quantités deviennent constantes, au bout de 10 minutes environ ; alors le malade ne perd plus par minute que 3,7 calories ; en 30 minutes, le bain est à la température de 29°,58.

On sort le malade ; le bain descend en 15 minutes de 29°,58 à 29°, c'est-à-dire, par minute, de 0°0234. Ainsi, pendant l'expérience, il serait descendu en moyenne par minute de 0°,0244, ou, en 30 minutes, de 0°,7.

La température de l'eau aurait donc été 28°,85 si l'on n'y avait pas introduit le malade, tandis qu'elle est de 29°,58 ; elle a donc été élevée de 0°.73, et le nombre de calories que le fiévreux lui a cédées est de 0,73 × 200 = 156.

La température du malade après le bain est de 39°,18 ; elle est donc descendue de 1°,17.

Sur les 156 calories cédées, il faut déduire celles qui ont été perdues par le refroidissement périphérique, et comme nous avons vu qu'il n'y avait que 3,7 calories par minute cédées d'une façon constante, nous pouvons estimer le refroidissement périphérique à 156 — (3,7 × 30) = 45 calories. Il reste donc 111 calories dépensées et dont la perte devrait se faire sentir au thermomètre. Or le thermomètre ne baisse que de 1°,17, ce qui fait, pour un poids de 39 kilos (le coefficient de calorification étant 0,83), une perte de 1,17 × 0,83 × 39 = 38 calories environ.

Le fiévreux a donc cédé au bain 111 calories, sans compter son refroidissement périphérique ; or sa température n'accuse qu'un déficit de 38 calories ; il faut donc que sa production se soit montée en 30 minutes à 111 — 38 = 73 calories, ce qui est bien au-dessus de la normale. Dans un bain de la même température à peu près, un homme sain ne perd en effet que 50 calories. (Liebermeister, Klin. Untersuch. Uber das Fieber. Prager Viertelj. Bd. 85, p. 39, sq., 1865.)

la température monte en une demi-heure de 2°,31 C. (de 37°,98 à 40°,29). La capacité calorifique du corps humain étant comme nous l'avons vu plus haut 0,83, cet homme a produit en 30 minutes $2,31 \times 57,5 \times 0,83 = 110,2$ calories, rien que pour chauffer son corps sans tenir compte de ce qu'il a dû produire pour faire équilibre à ce qu'il perdait constamment par rayonnement.

Or, d'après les recherches de Helmholtz (1) sur la production normale de chaleur, un homme de ce poids ne produirait en tout que 45 calories environ pendant 30 minutes.

D'après Gavarret (2) l'homme produit par kilogramme et par heure 23 calories, un homme de 57 k. 5 produirait donc en une demi-heure $1,15 \times 57,5 = 66,12$ calories en tout.

Ici, les 110 calories ne sont pas toute la chaleur produite, mais seulement celle qui a été employée à chauffer le corps ; la production totale de chaleur est donc bien évidemment au-dessus de la normale. Les cas où en une demi-heure la température augmente de 2° ne sont pas rares.

Liebermeister constate chez un fiévreux en cinquante-deux minutes une élévation de 2°,97; chez un autre, en cinquante-six minutes, une élévation de 2°,6.

Baerensprung (3) cite un cas où en deux heures la température s'est élevée de 2°,31 R (3°,9 C).

Michael (4) en cite un autre où en une heure, pen-

(1) Article Chaleur (Wærme) dans l'Encyclopédie de Berlin.

(2) Physique médicale. Sources de la chaleur animale. Paris, 1855, p. 514.

(3) Müller's Arch., 1852, p. 220.

(4) Arch. f. physiol. Heilkunde. 1856, p. 42.

dant un violent frisson, la température s'éleva de 2°,8 R (3°,5 C).

Ces exemples prouvent bien que, quelle que soit la diminution des pertes dans le spasme du frisson, la production de chaleur y est augmentée, et même très-considérablement.

Du reste, quand on supprime la perte de chaleur au moyen de bains à la température du corps, on peut bien faire augmenter cette température, mais dans une proportion beaucoup moins considérable. Ainsi, dans un cas, Liebermeister obtient par ce procédé une élévation de 1°,27 (de 37°,56 à 38°,83) en cinquante-cinq minutes; dans un autre, une élévation de 0°,88 (de 37°,90 à 38°,78) en quarante minutes; en moyenne, par demi-heure, une élévation de 0°,6.

Kernig (1), qui a fait des expériences sur les bains à diverses températures, prouve que, quand on supprime presque complétement les pertes par des bains à 36°, la production de chaleur est de 1,4 à 1,7 calories (pour un homme de 57 k., 4) par minute; c'est-à-dire de 42 à 51 calories par demi-heure.

Nous sommes donc loin de la somme de calories que nous donne l'élévation de la température dans le frisson.

(1) Experimentelle Beitr. z. Kenntniss der Wærmeregulierung beim Menschen. Dorpat, 1864.

IV. *Preuves de la production exagérée de chaleur par l'augmentation des produits de combustion.*

Ce qui confirme le fait de la production exagérée de calorique dans la fièvre, c'est que les combustions organiques y sont augmentées.

On sait parfaitement aujourd'hui que la source du calorique que produisent les animaux est la combustion des matières organiques.

Si, pendant un temps, les iatro-mécaniciens ont attribué au frottement le développement d'une partie de cette chaleur, c'est qu'ils partaient de données inexactes qu'a rectifiées aujourd'hui la théorie mécanique de la chaleur. Il est vrai que le frottement du sang dans les artères développe de la chaleur, mais il dépense du travail utile, il réduit la vitesse du sang. Or cette vitesse elle-même n'a été obtenue que grâce à de la chaleur transformée; le calorique n'est donc pas produit, il est simplement restitué.

On a mesuré à l'état normal les combustions organiques par leurs déchets, l'urée, l'acide carbonique et l'eau. Si donc ces produits d'excrétion sont augmentés dans la fièvre, c'est qu'il y a en effet combustion exagérée, et cette exagération peut être mesurée par celle des produits de combustion. Le feu peut être apprécié par les cendres et par la fumée.

La quantité d'eau produite par la combustion ne peut pas être appréciée directement. A l'état normal, on la calcule d'après les autres produits de combustion. A notre connaissance, ce travail n'a pas été entrepris pour la fièvre.

Examinons donc si l'urée et l'acide carbonique sont augmentés dans la fièvre.

1. *L'excrétion d'urée est augmentée dans la fièvre.* — Tous les auteurs récents qui se sont occupés de cette question ont constaté que l'urée était éliminée en plus grande quantité pendant la fièvre.

Sa quantité est environ 1 fois 1/2 la quantité normale.

Cette seule donnée prouve que la combustion des matières albuminoïdes est augmentée.

Il semble au premier abord que rien ne soit plus simple que de constater l'augmentation de l'urée. Recueillir la totalité de l'urine de vingt-quatre heures, y doser l'urée d'après des procédés aujourd'hui bien connus et bien exacts, est chose facile. Mais, une fois l'urée dosée, et son poids connu, la difficulté commence. A quoi faut-il comparer ce poids?

On ne saurait le comparer à celui de l'urée chez un homme sain, car la quantité de l'urée excrétée dépend beaucoup de l'alimentation; elle est presque proportionnelle à celle de l'azote que nous ingérons avec nos aliments : l'homme qui mange beaucoup d'aliments azotés en excrète beaucoup, celui qui en mange peu en excrète peu. On ne saurait donc comparer à un homme ordinaire qui se nourrit bien, un fiévreux qui ne se nourrit presque pas, soit parce qu'il n'a pas d'appétit, soit parce qu'on le tient à la diète; il ne fait aucune provision de matériaux propres à former de l'urée, et n'excrète que celle qui provient de la combustion de ses tissus.

Pour tourner cette difficulté, certains auteurs ont comparé le malade à lui-même, c'est-à-dire qu'ils ont mesuré son urée pendant la fièvre, puis pendant la convalescence. Mais l'expérience a démontré que, précisément pendant la convalescence, et pendant une période de temps assez longue, le chiffre de l'urée est bien au-dessous du chiffre normal. Si l'on dépasse ce laps de temps, le malade recommence à s'alimenter, et on retombe dans la première cause d'erreur.

On a essayé de comparer les fiévreux à des malades sans fièvre qui mangeaient fort peu (cancer de l'estomac, par exemple), et c'est certainement le meilleur élément de comparaison (1).

On a trouvé comme moyenne de la production d'urée pour l'homme à peu près à jeun 17,466 gr. c'est-à-dire par jour et par kilogramme d'homme 0gr,38; chez les malades, la quantité d'urée sur 24 observations a varié entre 65 gr. et 18,6 gr., et a atteint en moyenne 30,58 gr. par jour, environ 1,7 fois la quantité normale ; en tenant compte du poids relatif des sujets, on la trouve une fois et demie la normale.

Tous les auteurs qui se sont occupés de cette question, Unruh (1), Schultzen (2), Naunyn (3), Rosen-

(1) Unruh. Ueber die Stickstoffsausscheidung bei fieb. Krankh Virchow's Arch., 1869, p. 227.

(2) Annalen des Charitékrankenh. z. Berlin. T. XV, 1869.

(3) Berlin. Klin. Wochenschrift, 1869, n° 4 ; cf. Arch. Reichert et Dubois-Reymond. 1870.

stein (1), Huppert (2), Leyden (3), Hirtz (4), indiquent à peu près le même chiffre pour l'augmentation de l'urée. Elle est d'une fois et demie la quantité normale (5).

2. *L'exhalation de l'acide carbonique est augmentée dans la fièvre.*

Nous venons de voir que l'urée est produite en plus grande quantité dans la fièvre, et que, par conséquent, les matières albuminoïdes y subissent une combustion exagérée.

Mais cela ne nous permettrait pas encore de dire que la production de chaleur est exagérée, car il se pourrait que d'autres éléments fussent brûlés en moins grande quantité, et que par conséquent la combustion totale ne fût pas augmentée.

A ce point de vue, l'exhalation de l'acide carbonique

(1) Virchow's Archiv., vol. 43.

(2) Arch. f. Heilkunde, 1866; cf. Ibid., 1869, p. 329.

(3) Loc. cit.

(4) Art. Fièvre, Dict. de méd. et chirurg. prat., t. XIV, p. 720, sq.

(5) Je ne saurais entrer ici dans le détail des questions que soulève l'excrétion de l'urée, et dont plusieurs offrent un grand intérêt. Je dois me contenter de les signaler, renvoyant aux auteurs que je viens de citer.

L'excrétion de l'urée n'est pas proportionnelle à la température; on en trouve quelquefois moins après des ours où la température a été de 39° et 40° qu'après des jours où elle 'a été que de 38°.

Elle est très-considérable pendant les quelques jours qui suivent une crise, souvent plus que pendant la fièvre.

Si donc la quantité d'urée excrétée est en relation avec la production de chaleur, il faut admettre : ou bien que l'urée produite par la combustion ne s'élimine pas aussitôt, et reste pendan quelque temps en rétention dans les tissus, ou bien que l'oxydation des matières albuminoïdes ne va pas d'emblée jusqu'au bout, et qu'il y a des produits d'oxydation intermédiaires qui ne etransforment en urée que plus tard.

a une importance bien plus grande. En effet, dans n'importe quelle combinaison chimique à l'intérieur du corps, il brûle entre autres du carbone, et il se forme de l'acide carbonique. La quantité d'acide carbonique peut donc servir de mesure à la combustion totale, puisqu'elle lui est proportionnelle.

Tout récemment, le professeur Liebermeister, de Bâle, a repris cette question des quantités d'acide carbonique exhalé.

Pour les mesurer, il a fait construire un appareil excellent, qu'il a eu la bonté de me montrer dans tous ses détails.

C'est une grande boîte construite en zinc, d'environ 2 mètres 10 de long sur 1 mètre 50 de haut, et 0 mètre 80 de large. Elle est assez spacieuse pour permettre à un homme de s'y tenir, soit assis, soit couché, soit même dans un bain, et alternativement dans un bain et sur une chaise placée derrière. Par un orifice situé à l'une de ses extrémités, elle reçoit l'air extérieur, dont on a soin d'analyser la composition au moment de l'expérience. Par l'autre extrémité, elle est mise en communication au moyen d'un tube en caoutchouc avec les récipients où se dose l'acide carbonique, puis avec un gazomètre qui mesure la quantité d'air qui passe. L'écoulement rapide de l'air est obtenu d'une façon ingénieuse au moyen d'un courant d'eau qui l'entraîne dans sa chute.

Cet appareil peut être placé où l'on veut dans le laboratoire; il est muni sur ses côtés de fenêtres qui permettent de voir à l'aise tout ce qui se passe à l'intérieur.

C'est avec cet appareil que Liebermeister a mesuré les quantités d'acide carbonique exhalé. Voici comment il procédait : Un peu avant le début d'un accès de fièvre, il plaçait le malade dans son appareil, après avoir mesuré sa température; quand le stade de frisson commençait, il remplaçait par un autre le récipient qui devait servir à doser l'acide carbonique.

De demi-heure en demi-heure, la température était mesurée, et le récipient à acide carbonique changé, de manière à pouvoir doser pour chaque demi-heure la quantité d'acide carbonique exhalé. Le gazomètre indiquait la quantité d'air qui avait passé par l'appareil; elle était à peu près égale pour des laps de temps égaux, puisqu'elle dépendait non pas de la respiration, mais d'un tirage sensiblement constant. (Il passe par l'appareil environ 900 litres d'air par demi-heure.)

Liebermeister s'est mis à l'abri à peu près de toutes les chances d'erreur, et voici un échantillon des résultats qu'il a obtenus :

Chez un jeune homme de 22 ans (1), atteint de fièvre tierce, la quantité d'acide carbonique fut dosée deux fois pendant la fièvre et deux fois pendant l'apyrexie. Dans chacune de ces quatre expériences, le malade passa deux heures dans le récipient, couché, et, pendant ce temps, on mesura pour chaque demi-heure la quantité d'acide carbonique exhalé.

Le poids du malade dans la première série d'expériences était de 62,7 kil., dans la seconde de 61,6 kil.

(1) Liebermeister. Deutsch. Arch. f. klin. Med., Bd. VII, p. 157.

Toutes les expériences furent faites le matin (1), et dans les différentes séries on eut soin que les conditions d'expérience fussent à peu près identiques.

Dans la première expérience, le 6 juin 1869, la température dans l'aisselle, quarante-trois minutes avant le début, était de 38°,1; au début de l'expérience, elle était de 39°,5; dans les quarante minutes qui suivirent, elle monta jusqu'à 40°,5, se maintint ensuite à cette hauteur, et, neuf minutes après la fin de l'expérience, elle était retombée à 39°,9. Au début, le frisson avait déjà cessé. L'expérience comprend donc ici le stade de chaleur; au début, la température s'élève encore, à la fin elle décroît déjà.

La deuxième expérience, le 9 juin, est faite pendant l'apyrexie; la température auparavant est de 37°,0; après l'expérience, elle est de 36°,4.

Pour la troisième observation, le 10 juin, l'accès avait commencé trois heures auparavant; la température dans l'aisselle était montée jusqu'à 40°, et au début elle était déjà tombée un peu; trente-huit minutes après la fin de l'expérience, elle était à 38°,3. Au début, la peau était un peu moite; puis il y eut une sueur modérée. Cette expérience comprend donc le stade de sueur.

La quatrième expérience, 13 juin, est faite de nouveau pendant l'apyrexie.

Voici les résultats réunis dans le tableau suivant :

(1) Cette circonstance est indiquée parce que, à l'état normal, l'exhalation d'acide carbonique est plus grande l'après-midi que le matin.

	6 juin. Accès de fièvre. Période de chaleur.	9 juin. Apyrexie.	10 juin. Accès de fièvre. Stade de sueur.	13 juin. Apyrexie.
Dans la 1re 1/2 h.	20g,7	13g,8	19g,6	16g,1
» 2e »	19g,2	15g,0	17g,8	16g,9
» 3e »	19g,0	14g,6	18g,8	15g,1
» 4e »	18g,7	14g,7	17g,3	15g,8
En 2 heures.	77g,6	58g,1	73g,5	63g,9

La production d'acide carbonique est donc plus grande pendant toute la durée de la fièvre que quand il n'y a point fièvre. Parmi tous les chiffres obtenus pour les diverses demi-heures d'apyrexie, il n'y en a pas un qui ne soit plus petit que le moindre de ceux obtenus pendant la fièvre. Suivant que nous prendrons pour point de comparaison la deuxième ou la quatrième colonne, nous aurons, pour la première observation qui tombe presque toute dans le stade de chaleur, une augmentation d'acide carbonique de 21 à 34 0/0; pour la troisième observation, qui comprend le début du stade de sueur, une augmentation de 15 à 27 0/0.

Cette expérience, prise parmi plusieurs autres semblables, suffit à montrer qu'en général, pendant la fièvre, la production d'acide carbonique est plus grande que pendant l'apyrexie.

Mais c'est dans le stade de frisson que les phénomènes sont le plus intéressants. Comme nous l'avons vu plus haut, c'est dans ce stade, où la température s'élève, et quelquefois d'une façon très-rapide, que la production de chaleur est la plus intense : elle va jusqu'à deux fois et demie la production normale. (Voir p. 25.)

Il s'agit de savoir quel est le rapport de la production d'acide carbonique avec cette production énorme de chaleur : l'acide carbonique augmente-t-il dans la même proportion?

Dans l'expérience ci-dessus, il n'y a pas une fort grande augmentation. Liebermeister en fait une plus complète. Il met l'individu dans l'appareil un peu avant le début de l'accès ; on peut analyser la quantité d'acide carbonique pendant l'état d'apyrexie, puis sans interruption pendant le stade de chaleur.

Voici cette observation :

« Le malade (1) est âgé de 41 ans, petit ; il pèse 54,5 kil. Il a une fièvre intermittente quotidienne. Plus tard 1 gr. de quinine suffit à supprimer les accès.

« La première expérience est faite le 15 avril 1870 dans l'après-midi.

« Outre la production d'acide carbonique dans les différents espaces de temps, j'ajoute comme point de comparaison la température du corps (aisselle) telle qu'elle était environ à la fin de chaque espace de temps, ainsi que l'élévation de température pendant chaque période.

« J'ajoute en outre la quantité de litres d'air qui ont passé par l'appareil pendant les différentes périodes; elle peut être importante pour les calculs.

	Température du corps à la fin de chaque période.	Augmentation de la température pendant chaque période.	Acide carbonique éliminé (grammes).	Ventilation de l'appareil (litres).
Dans la 1re 1/2 h.	36°,9	0°,1	13,85	920,2
» 2e »	37 ,55	0 ,65	20,12	913,3
» 3e »	39 ,45	1 ,9	34,20	891,4
» 4e »	39 ,85	0 ,4	19,31	899,9
» 5e »	39 ,85	0 ,0	17,68	903,6
» 6e »	39 ,85	0 ,0	16,75	921,3

(1) Liebermeister, loc. cit., p. 175.

« Le résultat de cette série d'observations est frappant. Nous voyons que déjà dans la seconde demi-heure, tandis que la température monte lentement, la production d'acide carbonique augmente de 45 0/0. Dans la troisième demi-heure, la température monte rapidement et l'acide carbonique augmente de 147 0/0. Il en est éliminé en une demi-heure la quantité énorme de 34, 2 gr. Dans la quatrième période, la température monte encore, mais plus lentement; la production d'acide carbonique redescend et ne dépasse plus la normale que de 39 0/0. Enfin dans les deux dernières demi-heures où la température est à peu près constante à 40°, l'élimination d'acide carbonique n'est plus que de 28 0/0 au-dessus de la normale.

« Pendant l'énorme élévation de la température dans la troisième demi-heure, il a fallu environ 2 fois autant de chaleur pour chauffer le corps qu'il en eût été produit en tout à l'état normal ; de plus, il fallait encore de la chaleur pour faire face à la dépense à l'extérieur, bien que celle-ci fût diminuée (v. p. 17). La production d'acide carbonique a été 2 fois 1/2 la normale. »

Une seconde série d'expériences fut faite sur le même malade dans l'après-midi du 18 avril. Il s'écoula deux heures avant que la température s'élevât notablement.

	Température du corps à la fin de la période.	Augmentation de température pendant la période.	Acide carbonique exhalé (grammes).	Ventilation de l'appareil (litres).
Dans la 1re 1/2 h.	37°,0	0°,05	13,00	984,7
» 2e »	37 ,1	0 ,1	13,77	985,6
» 3e »	37 ,75	0 ,65	20,59	986,6
» 4e »	39 ,4	1 ,65	31,07	977,9
» 5e »	39 ,9	0 ,5	18,09	970,6
» 6e »	40 ,2	0 ,3	19,42	990,7

Le résultat est tout à fait le même que dans la première série d'expériences. Dans la quatrième demi-heure, où la température s'élève de 1°,65, la production d'acide carbonique arrive à 31, 07 gr. dans la demi-heure, c'est-à-dire à 2 fois 1/2 sa quantité normale.

Ces expériences sur le stade de frisson confirment les précédentes. Elles montrent que la quantité d'acide carbonique est indépendante de la hauteur absolue de la température; ainsi, à 40°, il n'en est éliminé que 19 gr., tandis qu'à 39°, il en est éliminé 31,07; elle est au contraire dans la relation la plus étroite avec la rapidité de son accroissement. Cela est bien naturel, puisque cet accroissement est la mesure de l'excès de chaleur produit. La production d'acide carbonique doit être proportionnelle à la chaleur développée. La fumée est en raison de l'intensité du feu.

L'expérience confirme ici la théorie ; elle montre de plus que l'acide carbonique s'élimine au moment même de sa formation, puisque sa plus grande élimination correspond au temps du plus prompt accroissement de température, et par conséquent au temps même de sa production.

Nous voyons donc que l'étude des produits de combustion, des déchets de l'organisme, prouve l'augmentation des combustions organiques pendant la fièvre, surtout pendant le frisson. — Ces faits viennent donc à l'appui des méthodes calorimétriques pour montrer que l'élévation de la température tient à l'augmentation de la production de calorique.

DEUXIÈME PARTIE

Des conditions dynamiques de la fièvre.

CHAPITRE I.

DE L'EXISTENCE D'UN APPAREIL RÉGULATEUR DE LA CHALEUR.

L'élévation durable de la température ne tient pas uniquement à des causes physiques.
La production de la chaleur peut varier dans des proportions considérables.

Nous venons de prouver que, si la température est élevée dans la fièvre, cela tient en grande partie à ce que la production de calorique est augmentée. Mais ce n'est point là ce qui la caractérise ; il peut en effet y avoir production très-considérable de chaleur dans l'organisme, sans qu'il y ait élévation de température.

Prenons pour exemple l'exercice musculaire. Nous savons actuellement que le travailmécanique n'est que de la chaleur transformée ; nous savons même, grâce aux patientes recherches de M. Hirn (1), que nous ne pouvons pas utiliser, pour la transformer en travail, toute la chaleur que nous produisons à cet effet ; nous n'en utilisons guère que 12 0/0, comme nos bonnes machines à feu ; les 88 0/0 qui restent

(1) Hirn, Recherches sur l'équivalent mécanique de la chaleur. Colmar, 1858, p. 95, sq.

demeurent à l'état de chaleur, et servent à nous réchauffer. C'est pour cela que l'exercice musculaire nous réchauffe.

Cependant, il n'élève pas notre température d'une façon durable. Quelques instants après le plus violent exercice, où nous avons produit jusqu'à 6 à 8 fois (1) la quantité normale de chaleur, notre température est revenue à son niveau habituel, après une crise de sueur qui nous a débarrassés du trop-plein de notre calorique.

Dans la fièvre, cette crise de sueur ne se produit pas; la perte de chaleur n'augmente pas suffisamment pour nous ramener à notre niveau normal, et le trop-plein de calorique demeure.

Ce n'est pas toutefois l'existence de ce trop-plein de calorique qui constitue la fièvre. On pourrait croire qu'une fois montée à 40°, cette température favorise les combustions organiques de manière à nous y maintenir. Mais si nous nous plaçons expérimentalement dans des conditions analogues; par exemple, dans un bain très-chaud, ou dans une étuve humide, nous arrivons à faire monter notre température propre et à produire en nous par ce moyen un trop-plein de chaleur analogue à celui que nous constatons dans la fièvre. Cependant, dès que nous sortons du bain ou de l'étuve, notre température redescend à son niveau normal.

(1) Un homme pesant 70 kilos qui, chargé d'un fardeau de 50 kilos, monterait de 200 mètres en une demi-heure, produirait un travail de (50+70) 200 = 2400 km., ce qui équivaut à 56 calories (on sait qu'une calorie équivaut à 425 km.); mais ces 56 calories converties en travail supposent $\frac{56 \times 88}{12}$, c'est-à-dire environ 410 calories produites, ou 9 fois la quantité normale (voir p. 25).

Si donc il y a en effet dans la fièvre une surabondance, un trop-plein de calorique, comme le démontre l'élévation de la température, si d'autre part, comme nous l'avons démontré, il y a une production exagérée de chaleur, ce n'est ni l'un ni l'autre de ces éléments qui contitue l'état fébrile. Nous pouvons les produire à volonté, sans qu'il y ait pour cela fièvre.

Force nous est donc d'admettre qu'il y a dans la fièvre un autre élément qui commence par élever notre niveau de température et ensuite le maintient au-dessus du niveau normal.

Qu'est-ce qui maintient donc habituellement notre niveau normal ?

Tout niveau constant est obtenu par une compensation des profits et pertes. Si notre température doit rester la même, il faut que constamment nous perdions autant de chaleur que nous en produisons. Si la production augmente ou diminue, il faut que la dépense augmente ou diminue dans la même proportion, et réciproquement.

Or nous connaissons les procédés par lesquels nous faisons varier notre dépense de chaleur, soit pour équilibrer l'augmentation de notre production, soit pour remédier aux pertes résultant d'un milieu trop froid.

Pour diminuer cette dépense, nous avons le resserrement des vaisseaux de la peau ; de là le passage d'une moins grande quantité de sang dans les couches superficielles, par suite la diminution d'évaporation à la surface du corps, et le rayonnement moins considérable de cette surface, parce qu'elle est plus froide. Pour augmenter cette dépense, nous avons la dilatation des vaisseaux superficiels, et par suite le réchauffement de la périphérie qui reçoit plus de sang chaud et tend à se mettre mieux en équilibre avec la température du centre, par conséquent un rayonnement et une évaporation plus grands.

Il suffit donc du resserrement ou de la dilatation des vaisseaux pour régler notre dépense, et il suffit pour l'expliquer d'appeler au secours l'action des nerfs vaso-moteurs dont l'existence est admise aujourd'hui. Ces nerfs, mis en jeu sans doute par simple action réflexe des nerfs sensitifs impressionnés à la périphérie par la température extérieure, agissent absolument comme ces robinets automoteurs qui se ferment sous une pression plus considérable, s'ouvrent sous une pression moindre, de manière à donner toujours la même quantité de liquide.

Mais, nous ne savons rien ou presque rien de l'autre côté du problème.

La dépense étant donnée, comment y accommodons-nous notre production ?

Ainsi, comment faisons-nous pour garder notre niveau de + 37° par un froid de — 20°?

La question est difficile ; certains auteurs ont simplement nié le problème ; ils ont soutenu que le règlement des dépenses suffit, et que nous arrivons à si bien fermer la porte à la dépense de chaleur que nous n'avons pas besoin d'augmenter la production.

Les faits parlent assez contre cette hypothèse ; la nécessité d'une riche alimentation pendant l'hiver fait songer à une combustion exagérée ; la nécessité des vêtements fourrés, à une insuffisance à nous protéger contre les pertes. Mais il y a des preuves directes :

Si l'on plonge un homme dans un bain de 20°, on peut mesurer la quantité de chaleur qu'il abandonne à ce bain en 20 minutes par exemple. On l'a fait, et on a vu que cette perte de chaleur est bien plus grande que sa perte normale. Elle est environ 3 fois plus considérable (1).

Cependant la température de cet homme ne varie pas. Il supporte cette perte sans que son niveau change ; c'est donc qu'il a remplacé la chaleur perdue et cela tout de suite. Il n'a pu le faire qu'au moyen de combustions internes, « en chauffant son poële », et en effet, la quantité d'acide carbonique qu'il exhale augmente à proportion.

Mais, ce n'est qu'un côté du problème, et le côté embarrassant est celui-ci. Comment cet homme a-t-il subitement activé sa combustion ? où est la clef qui règle le tirage de ce poële ?

Il y a évidemment un appareil qui règle notre production de chaleur et qui peut la faire varier dans des proportions considérables, de même qu'il y a un appareil qui par l'intermédiaire des nerfs vaso-moteurs fait varier notre dépense de chaleur.

C'est à ce double régulateur qu'est dû le niveau constant, et c'est précisément cet appareil qui est dérangé dans la fièvre ; nous avons vu que la production et la perte y sont plus grandes qu'à l'état normal et qu'elles n'y sont plus dans le même rapport d'équilibre, puisque le niveau est élevé.

Ce n'est pas que le régulateur ne fonctionne plus ; il maintient, comme à l'état normal, un équilibre entre les produits et les pertes ; le fiévreux maintient son niveau anormal de 40°, comme l'homme sain

(1) Kernig, loc. cit.

celui de 37° ; si on le plonge dans un bain froid, malgré la perte exagérée qu'on lui fait subir, il demeure à son niveau supérieur, ou, si la perte qu'il fait est trop grande ou trop prolongée pour lui permettre de garder son niveau, il y remonte peu de temps après.

C'est donc cet appareil régulateur qu'il nous faut étudier.

Dans quelle partie du système nerveux se trouve-t-il?

Comment fonctionne-t-il?

Par quels moyens élève-t-il la production de chaleur?

CHAPITRE II.

DU SIÉGE DE L'APPAREIL RÉGULATEUR DE LA CHALEUR.

Le régulateur de la chaleur se trouve dans la moelle allongée.

Preuves à l'appui. — Expériences de Heidenhain. — L'excitation des nerfs sensitifs fait baisser la température dans les parties centrales. — Cette influence tient à l'excitation de la moelle allongée.

Résultats de l'excitation directe de la moelle allongée. — Abaissement de température par excitation de la moelle allongée. — Expériences de Heidenhain.

Élévation de température par section ou par irritation continue de la moelle allongée. — Expériences de Tscheschichin et de Bruck et Günter.

L'irritation passagère de la moelle allongée abaisse la température. L'irritation prolongée l'élève.

Effets des lésions de la moelle cervicale sur la température. — Cas pathologiques. — Expériences de Naunyn et Quincke. — Expériences de Pochoy. — La section de la moelle cervicale amène à la fois une augmentation des pertes de chaleur et une augmentation de la production.

L'excitation des nerfs sensitifs fait baisser la température.

Heidenhain (1) a démontré expérimentalement que lorsqu'on excite les nerfs sensitifs, la température descend dans l'intérieur du corps (dans le cœur droit et dans le gauche, dans la veine cave inférieure, dans le rectum, dans la cavité abdominale). Pour cela, il a irrité, soit l'extrémité centrale du nerf sciatique coupé et préparé d'avance, au moyen d'un appareil magnéto-électrique, soit les nerfs de la peau au moyen du pinceau de Duchenne.

La mesure de la température se faisait au moyen de thermomètres cylindriques minces et longs, très-délicats, de 3^{mm} environ de diamètre extérieur, et où chaque degré avait une longueur de 6^{mm}, ce qui permettait avec quelque habitude de mesurer des centièmes de degré.

« Les thermomètres, dit Heidenhain, peuvent être introduits par la carotide jusque dans l'aorte et le ventricule gauche du cœur, ou par la veine jugulaire externe jusque dans le cœur droit, dans la veine cave inférieure, et même dans les ramifications des veines hépatiques. Chez des chiens qui ne sont pas trop grands, on arrive de l'extrémité inférieure de la veine jugulaire externe jusque dans la veine cave inférieure. Dans ces larges vaisseaux, comme dans l'aorte, le courant sanguin n'est pas notablement gêné par ces

(1) Ueber einige bisher unbeachtete Wirkungen des Nervensystems, etc. Plüger's Archiv., 1870, p. 504, sq.

tubes minces, du moins je ne les ai jamais trouvés entourés de caillots après la mort de l'animal. »

Les animaux étaient couchés sur le dos, attachés et enveloppés d'une couche épaisse de ouate ; on leur avait injecté une solution de curare pour que la chaleur développée par les mouvements ne vînt pas compliquer les résultats observés. La température ne reste jamais constante dans les gros vaisseaux artériels et veineux ; on la prenait donc toutes les 15 secondes.

L'expérience étant ainsi disposée, chaque fois que Heidenhain irritait le bout central du nerf sciatique ou les extrémités des nerfs de la peau, il voyait le niveau descendre de quelques dixièmes de degré dans le thermomètre.

Je citerai ici l'une de ses nombreuses expériences, afin de montrer comment il opère.

1er Mai 1869. Mesures de la température dans le cœur gauche, toutes les 15 secondes. Irritation du bout central du nerf sciatique coupé. Section des deux nerfs pneumogastriques (1).

Pendant le repos (2).	37°,65 — 66 — 65 — 65.
Pendant l'excitation	37°,66 — 54 — 50.
Après l'excitation.	37°,51 — 52 — 58 — 59 — 59.
Pendant une nouvelle excitation. .	37°,58 — 53 — 51.
Après l'excitation.	37°,52 — 55 — 55.

(1) Les deux nerfs pneumogastriques sont coupés, pour éviter leur action sur le cœur, action qui changerait les conditions de circulation.

La respiration, bien que l'auteur ne le dise pas, est entretenue artificiellement.

(2) Les chiffres séparés par des — indiquent les centièmes de degré tels qu'ils sont lus toutes les 15 secondes ; le chiffre du degré lui-même n'est pas répété.

Toutes les autres expériences sont sur le même type ; le thermomètre est introduit successivement dans le cœur droit (différences de température d'un dixième de degré), dans le rectum (différences de douze centièmes de degré), dans la cavité abdominale; dans la veine cave inférieure 39°,58 — 38°,34 = 1°,24. Cette différence de 1°,24 est la plus considérable ; les autres sont ordinairement d'un à deux dixièmes de degré ; mais sur environ une centaine d'expériences, dit l'auteur, les résultats ont toujours été les mêmes.

Une expérience de Cl. Bernard semblerait donner un résultat contraire. On sait que, quand on enfonce un clou dans le sabot d'un cheval, on produit chez lui la fièvre traumatique.

Si, avant d'enfoncer ce clou, on a pris soin de couper les nerfs sensitifs qui vont se rendre au pied, la fièvre ne se produit pas. On pourrait conclure de là que les nerfs sensitifs sont les conducteurs de l'excitation fébrigène depuis le lieu de l'irritation jusqu'aux centres nerveux, et qu'ici leur irritation est cause de l'élévation de température fébrile, puisque, quand leur trajet est interrompu, cette élévation ne se produit pas.

Ce serait donc le contraire de l'expérience de Heidenhaïn.

Il convient d'ajouter cependant que Cl. Bernard n'a pas fait de mesures de température, et n'a constaté que la fièvre en général ; mais le fait n'en est pas moins singulier, vis-à-vis des expériences de Heidenhain qui sont précises et détaillées. Il faudrait évidemment reprendre l'expérience de Cl. Bernard et la compléter.

Il est vrai que, même en supposant les deux résultats acquis, ils ne sont pas aussi contradictoires qu'ils le paraissent au premier abord.

L'excitation que Heidenhain fait subir au nerf sciatique ou aux nerfs de la face est *passagère*, et c'est grâce à cela qu'elle développe une suractivité des centres nerveux; lui-même fait remarquer que lorsqu'il exerce son excitation d'une façon *continue* pendant plus de deux minutes, le niveau de la température remonte, par suite probablement d'une parésie des centres nerveux.

Or, dans l'expérience de Cl. Bernard, c'est précisément d'une irritation longue et continue qu'il s'agit, puisque c'est une plaie qui produit une fièvre. Rien d'étonnant donc que dans ce cas les nerfs sensitifs puissent être l'intermédiaire de l'élévation de température. Du reste, l'expérience de Cl. Bernard, par le fait même qu'elle touche à la fièvre, soulève des questions complexes. Nous y reviendrons plus loin.

L'influence des nerfs périphériques tient à la moelle allongée.

Poussant plus loin nos recherches, nous arrivons à nous demander comment, par quel moyen, cette irritation du nerf sciatique agit sur la température. C'est évidemment par l'intermédiaire des centres nerveux puisque c'est sur le bout central que l'on agit; mais par quelle partie des centres nerveux?

Nous trouvons ici toute une série d'expériences, dont les résultats ne sont pas tous concordants, mais qui jettent une certaine lumière sur la question.

Il faut citer en premier lieu celles de Heidenhain. Pour résoudre la question, cet auteur a institué une nouvelle série d'expériences disposées de la même façon que celles dont j'ai parlé plus haut. Après avoir constaté, de la manière que j'ai décrite, que la température de la veine cave inférieure s'abaissait sous l'influence de l'excitation du sciatique, il trépane le crâne en avant de la crête occipitale, et sépare le cerveau de la moelle par une section qui passe par le pédoncule droit du cervelet, les corps quadrijumeaux, va jusqu'à la base, et ensuite sépare transversalement le pont de Varole de la moelle allongée. Il n'y a plus que le bord postérieur du pont de Varole qui reste en communication avec la moelle allongée sur une épaisseur d'environ une ligne.

Cette section faite, l'excitation du nerf sciatique fait descendre comme auparavant la température d'un à deux dixièmes de degré dans la veine cave inférieure. Cette expérience, répétée plusieurs fois, a toujours donné le même résultat. Elle semble prouver que l'action des centres cérébraux n'est pas nécessaire pour amener l'abaissement de la température.

Il en est tout autrement quand on sépare la moelle allongée de la moelle épinière; l'irritation du sciatique n'amène plus alors aucun résultat (1). C'est donc par l'intermédiaire de la moelle allongée que cette excitation du nerf sciatique abaisse la température.

(1) Heidenhain. Loco citato, p. 510, 511.

Résultats de l'excitation directe de la moelle allongée.

De là, l'idée d'exciter directement la moelle allongée, soit mécaniquement, soit électriquement.

Ici, les résultats varient avec les procédés employés pour ces expériences, et nous ne pouvons qu'exposer l'état de la question.

1° *Abaissement par excitation de la moelle allongée.*

a. Excitation électrique. — C'est encore une expérience de Heidenhain : Une aiguille électrique isolée jusqu'à sa pointe est introduite par l'os occipital jusqu'à la base du crâne (chez un chien); une autre aiguille est enfoncée dans la partie supérieure de la moelle cervicale. La température est mesurée dans la veine cave inférieure toutes les quinze secondes.

Température avant la section des nerfs pneumogastriques, 37°,89.

Après la section des deux pneumogastriques, 37°,89 —88—84—84 81—79—79—76—74—71—71—69—74—72—72.

Pendant l'excitation de la moelle allongée, 37°,72—72—69—64—49—41—39.

Après l'excitation, 37°,47—48—49—49—51—52—52—54—56—57—57—57—58—59—60—60—60.

Pendant une nouvelle excitation, 37°,58—50—50.

Après l'excitation, 37°,51—57—57—59—59.

Cette expérience montre que l'excitation électrique de la moelle allongée fait descendre la température du sang. Les deux pneumogastriques ont été coupés pour éviter leur action sur la respiration et sur les mouvements du cœur. Bien que l'auteur ne l'indique pas expressément ici, l'animal était sans doute curarisé, comme dans toutes les expériences précédentes, pour éviter les modifications de température qu'auraient causées les mouvements.

b. Excitation physiologique. — S'appuyant sur ce fait que la suspension de la respiration détermine une excitation (1) de la moelle allongée, Heidenhain essaie aussi ce procédé pour observer son influence sur la température.

La température est mesurée dans les deux cœurs au moyen de deux thermomètres qui y ont été placés par les carotides. La respiration est artificielle. Sous l'influence de la suspension de la respiration pendant neuf minutes, la température descend dans le ventricule droit, de 37°,01 à 36°,88, c'est-à-dire de 1°,13, dans le ventricule gauche, de 35°,78 à 35°,82, c'est-à-dire de 0°,96. L'excitation de la moelle allongée a donc ici encore amené un abaissement de la température, et même assez notable, puisqu'il est de plus d'un degré.

La conclusion des expériences de Heidenhain sur ce sujet est ceci :

« Ces exemples, pris au hasard au milieu d'une longue série d'observations, montrent que, lorsque la moelle allongée est excitée, soit directement (par l'électricité ou la suspension de la respiration), soit

(1) Cette excitation se manifeste par le ralentissement des battements du cœur sous l'influence de l'excitation du pneumogastrique, par des crampes respiratoires, par une contraction des petites artères sous l'influence du centre vaso-moteur.

indirectement (par l'excitation d'un nerf périphérique), la température descend rapidement d'une façon notable dans l'intérieur du corps. »

2° *Élévation de la température par action sur la moëlle allongée.*

D'autres expérimentateurs ont trouvé des résultats sensiblement différents en faisant des expériences analogues. Tscheschichin (1), en faisant des expériences sur des lapins, a trouvé « un point dont la section altérait singulièrement l'état général du sujet. Il faut passer dans la cavité cranienne par la partie supérieure de l'occiput, et couper avec précaution la moelle allongée à la partie postérieure du pont de Varole (couper le pont de Varole); on voit survenir presque immédiatement l'accélération du cœur, de la respiration, de la circulation, *l'élévation de la température*, en un mot tous les phénomènes de la fièvre. »

L'auteur ne dit pas combien d'expériences il a faites, ni quelle a été l'élévation de la température qu'il a trouvée. Il ne dit pas non plus s'il s'est mis à 'abri de l'élévation de température que devaient produire naturellement les crampes musculaires.

Pour lui, cette élévation de température, cette fièvre tient à ce que, par la section qu'il a faite, la moelle est séparée de certains centres modérateurs qui se trouvent dans le cerveau ; débarrassée de ce frein,

(1) Deutsch. Archiv, II ; 1867, p. 598. Cf. Zur Lehre von der thierischen Wærme. Arch. Reichert et Dubois-Reymond. 1866, p. 151.

la moelle a une activité plus considérable pour produire la chaleur, de la même façon, à peu près, que ses actions réflexes s'exagèrent quand elle est séparée du cerveau.

Les expériences de Tscheschichin ont été reprises par Bruck et Günter (1), Leurs expériences, au nombre de vingt-trois, ont été faites sur des lapins; onze ont donné un résultat positif.

Leur procédé consistait à atteindre la moelle allongée sans ouverture du crâne. Pour cela, ils faisaient un petit trou dans le crâne, à côté du tubercule intrapariétal, à un millimètre de distance, et y introduisaient une aiguille perpendiculairement à la surface externe du crâne, ensuite ils la faisaient mouvoir transversalement de droite à gauche, et arrivaient ainsi à séparer le pont de Varole de la moelle allongée. Ils constataient à l'autopsie l'endroit précis qu'ils avaient lésé, après avoir durci le cerveau dans l'alcool.

Sur sept expériences faites de la sorte, deux ont parfaitement réussi et ont amené une notable élévation de la température; je cite ici une de ces expériences :

La température mesurée dans le rectum de l'animal couché sur le ventre est de 39°,5; elle descend en trente-deux minutes à 39°,31. — Une section sépare nettement le pont de Varole de la moelle allongée ; mmédiatement après l'opération, la température est de 38°,9 C.

(1) Versuche über den Einfluss der Verletzung gewisser Hirntheile auf die Temperatur. (Pflüger's Arch., 1870, p. 578, sq.)

Après une heure cinquante-quatre minutes, à 1 heure de l'après-midi, elle est de 40°,62 C ; à 5 heures 30 minutes, elle est de 41°,9 C ; à 7 heures 42 minutes, elle est de 42°,5. « A partir de ce moment, la température descend en vingt minutes à 42°,1, et l'animal meurt. Le pouls et la respiration avaient été notablement accélérés. »

Il y a donc ici, par section de la moelle allongée, une élévation notable de température, comme dans les expériences de Tscheschichin. Il faut remarquer qu'on ne peut guère attribuer l'élévation de la température à la fièvre traumatique, car la lésion est minime.

Jusqu'ici, ces expériences n'ont rien d'incompatible avec celles de Heidenhain. Chez Heidenhain, il s'agit de l'excitation de la moelle allongée, qui abaisse la empérature; ici, au contraire, il s'agit de la séparation d'avec les centres cérébraux, qui l'élève.

Heidenhain trouve aussi une élévation de température quand il a séparé le cerveau de la moelle allongée (1); mais cette élévation n'est que d'un dixième de degré ; du reste, il ne la note qu'en passant, et son attention n'est pas attirée là-dessus. Mais, dans la suite de leurs expériences, Bruck et Günter arrivent à trouver que la simple irritation de la moelle allongée dans la région du bord postérieur du pont de Varole et du bord antérieur de la moelle allongée, est tout aussi efficace que la section complète.

Ces expérimentateurs enfoncent deux aiguilles dans

(1) V. loc. cit., p. 511.

une région qui est environ à un millimètre au-devant du tubercule intrapariétal, à deux millimètres environ de chaque côté du plan médian *et les y laissent.* Ces aiguilles arrivent à la région postérieure des parties latérales du pont de Varole ou des pédoncules cérébraux.

Ils obtiennent de cette façon, et par conséquent par l'irritation de la moelle allongée, une notable élévation de température.

« L'élévation de température commence souvent immédiatement après l'opération, mais quelquefois il se produit d'abord un abaissement.

« L'élévation de la température peut durer jusqu'à la mort, d'autres fois, après avoir atteint une certaine hauteur, le thermomètre commence à redescendre. Une nouvelle piqûre détermine alors une nouvelle élévation.

« La piqûre du bord antérieur du pont de Varole ne paraît plus avoir aucune action (1). »

Ici l'irritation de la moelle allongée provoque non point un abaissement, comme dans les expériences de Heidenhain, mais une élévation de température. Il est vrai qu'il s'agit ici d'une irritation durable et prolongée, puisque les expérimentateurs laissent les aiguilles enfoncées, et non point d'une excitation passagère comme celle de Heidenhain (v. p. 46 et 47).

Du reste, ces observateurs ont vu passagèrement la température descendre d'abord dans leur expérience avant de s'élever, et, de son côté, Heidenhain, quand il prolongeait un peu longtemps les excita-

(1) Loco citat., p. 581.

tions, voyait la température s'élever au lieu de s'abaisser.

Dans les expériences de Bruck et Günter, l'irritation de la moelle allongée fait monter le niveau du thermomètre non-seulement dans la veine cave inférieure, mais aussi dans le tissu cellulaire sous-cutané (*loc. cit.*, p. 583). L'élévation de la température n'est donc pas due à une diminution des pertes de chaleur, car la peau étant plus chaude, perd plus par rayonnement. Elle est donc due à une augmentation de production du calorique.

Le résultat d'ensemble de cette série d'expériences est donc celui-ci :

L'irritation *passagère* de la moelle allongée amène un abaissement de température.

L'irritation *prolongée* de la moelle allongée amène une élévation de la température. Cette élévation est due à une augmentation de production du calorique.

Mais ce ne sont point seulement les lésions de la moelle allongée qui exercent une action sur la température.

Les lésions de la moelle épinière produisent des effets analogues.

Effets des lésions de la moelle épinière sur la température.

L'hypothèse que nous avons vue tantôt exprimée par Tscheschichin, des centres modérateurs de la chaleur qui existeraient dans le cerveau et dont l'action se manifesterait sur la moelle, est confirmée en apparence par une série de cas pathologiques où la conduction était interrompue entre le cerveau et la moelle, sans toutefois que la moelle allongée fut lésée.

Ainsi, en 1837, B. Brodie (1) a fait connaître l'histoire d'un homme qui s'était écrasé la moelle à la partie inférieure de la région cervicale, et qui avait eu à la suite une paralysie complète de tous les muscles des membres supérieurs et inférieurs et du tronc, excepté du diaphragme. La température, pendant les 42 heures qu'il vécut après l'accident, s'éleva à 110° F. (43°,9 C.).

Billroth (2) cite le cas d'un homme qui s'était fracturé la sixième vertèbre cervicale et écrasé la moelle à ce niveau. Cinquante heures après, sa température était de 42°,2.

Quincke (3) rapporte l'observation d'un homme qui ayant piqué une tête en se baignant avait rencontré le fond, et s'était fracturé la cinquième et sixième vertèbre cervicale, réduisant la moelle en bouillie à ce niveau ; il mourut le lendemain à 6 heures du matin. Il était complètement paralysé et insensible et ne respirait qu'avec le diaphragme. La température était à 4 heures du soir, de 37°,6 ; à 11 heures du soir, elle était de 41°,3 ; le lendemain matin à 6 h 35, époque de sa mort, elle était de 43°,5. Elle resta à ce niveau après la mort ; à 7 heures 15 minutes elle était encore de 43°,6 ; à 8 heures, de 43°,2 ; elle était donc montée en 14 heures de 5°,9.

(1) Medico-chirurgical Transactions, 1837.
(2) Langenbeck's Arch., 1862.
(3) Berlin. Klin. Wochenschrift, 1869, n° 29.

Le même auteur raconte le cas suivant : Un homme de 39 ans glisse et tombe, le cou portant sur le bras gauche. Douleur persistante dans le cou. Après 5 mois, pendant lesquels il a continué son ouvrage, il vient à l'hôpital à cause d'une douleur et d'une roideur plus prononcée dans le cou. Huit jours avant sa mort, paralysie, plus marquée au bras gauche, rien à la face; la température reste normale jusque 3 jours avant sa mort, puis monte progressivement de 37° jusqu'à 43°,6. Comme dans l'observation précédente, elle augmente encore un peu après la mort et se maintient pendant 2 heures à cette hauteur.

A l'autopsie, on trouve une carie de l'atlas, de l'axis et de l'occipital, qui a dû occasionner une compression de la moelle cervicale, puisque elle a en même temps occasionné de la paralysie. Du reste, il n'y avait aucune autre lésion qui pût rendre compte de cet accroissement subit de la température.

Ces faits semblent donc prouver que la section ou l'écrasement de la moelle cervicale élève la température chez l'homme.

Chez les animaux, au contraire, les expériences donnent un résultat inverse; en coupant la moelle cervicale, on abaisse plus ou moins la température. Naunyn et Quincke ont pensé que cette contradiction tenait à ce que les animaux n'étaient pas assez préservés du froid.

« Si l'on admet, disent-ils (1), que, par la solution de continuité de la moelle, on amène à la fois une production exagérée de chaleur, et une perte exagérée par rayonnement, cette perte dominera, (et l'animal

(1) Arch. Reichert et Dubois-Reymond, 1869.

se refroidira) d'autant plus aisément que sa surface sera plus grande proportionnellement à sa masse, en d'autres termes, que l'animal sera plus petit.....

« L'examen comparatif montre que l'élévation de la température après la section de la moelle se produit souvent chez l'homme, assez souvent chez le chien, tandis que chez les lapins, c'est presque toujours un refroidissement que l'on observe. »

Pour savoir si c'était en effet une exagération de la perte de chaleur qui faisait descendre la température et masquait une production augmentée de calorique, Naunyn et Quincke ont institué de nouvelles expériences. Ils ont pris presque exclusivement de grands chiens. La section de la moelle était faite par écrasement pour éviter l'épanchement du sang; ce qui prouvait qu'elle était complète, c'était d'une part la paralysie de tous les muscles animés par des nerfs partant au-dessous du point d'écrasement, d'autre part, l'autopsie consécutive.

« La plupart du temps, on trouvait la moelle réduite en une bouillie rosée ; il n'y avait ni hémorrhagies, ni épanchements méningés considérables qui, par pression ou de toute autre façon, eussent pu exercer une action irritante sur le tronçon de moelle séparé. »

« L'opération fut faite presque toujours avec le chloroforme (1) ; l'écrasement de la moelle se faisait par une ouverture de la dure-mère suffisante pour introduire la pince ; le plus souvent à la hauteur de la sixième vertèbre cervicale, car les expériences ont

(1) La chloroformisation empêchait les animaux d'avoir des mouvements convulsifs qui auraient amené un dégagement de chaleur.

démontré que si l'on touche à la cinquième, les chiens meurent pendant l'opération par suite de troubles respiratoires. »

Dans les premières expériences, les auteurs voient succéder à la section de la moelle un abaissement notable de température, mais l'attribuant à la perte exagérée qu'amène la paralysie du centre vaso-moteur, ils préservent les animaux de cette perte en les mettant dans un appareil où la température est maintenue de 26° à 30°, et où par conséquent la perte est minime. Ils voient alors que la température cesse de baisser, et commence (1 heure après l'opération) à s'élever; elle arrive à un maximum très-élevé qui coïncide avec l'époque de la mort : 42°,4—42°,8—42°3--44°,4 dans les diverses expériences.

On pourrait croire que c'est la suppression des pertes qui fait monter ainsi la température ; mais en mettant l'animal intact dans la boîte à chaleur, on constate que sa température ne s'élève point (1).

(1) Dans un travail récent (Recherches expérimentales sur les centres de température; Paris, 1870), M. le Dr Pochoy a repris les expériences de Naunyn et Quincke sur des cochons d'Inde ; il trouve comme résultat des sections de la moelle au-dessus du renflement dorsal un abaissement constant de la température. Il attribue cette différence de résultats à l'influence du calorimètre, et pense que les chiens ont été réchauffés pendant l'expérience.

Quant aux expériences complémentaires que Naunyn et Quincke ont faites sans calorimètre et en protégeant simplement les chiens par beaucoup de couvertures, M. Pochoy s'appuie sur la variété des résultats qu'elles ont produits (il y a toujours eu une élévation de température, mais le degré en a varié) pour les contester.

Nous pensons que M. Pochoy ne s'est pas mis suffisamment à l'abri des pertes de chaleur, mais, n'ayant pas fait nous-même des expériences, nous ne saurions trancher la question.

On pourrait se demander aussi si ce n'est pas la fièvre traumatique développée par la plaie qui amène cette élévation. Les auteurs ont prévu cette objection. Pour y répondre, ils ont fait à un chien exactement la même plaie que celle nécessitée par la section de la moelle; ils ont incisé les téguments, les os, les méninges, et ont placé l'animal dans l'appareil à chaleur. Au bout de 7 heures sa température ne s'était élevée que de 0°,6; alors ils ont coupé la moelle, et ils ont vu en 1 heure 40 la température s'élever de 2°,2.

C'est donc bien la lésion de la moelle qui produit l'élévation de la température.

Ainsi, lorsque l'on se met à l'abri des pertes trop grandes de chaleur, on peut constater que chez les animaux l'interruption de la moelle cervicale amène, comme chez l'homme, une notable augmentation de température. Si chez l'homme on a observé directement cette augmentation, cela tient à ce que, sans doute, ces cas pathologiques ont été observés en été, à une époque où les pertes étaient minimes, et que du reste, on a toujours le soin de les diminuer chez les malades en les couvrant suffisamment.

Tels sont les faits observés. Comment faut-il les interpréter ?

Est-ce l'irritation de la moelle épinière consécutive à la section qui produit ici l'élévation de la température? Y a-t-il pour la moelle épinière, à la suite d'une excitation considérable, une parésie nerveuse analogue à celle que nous avons constatée dans la moelle allongée? Ou bien, est-ce que la section de la moelle cervicale agit en interrompant la transmission de l'action de certains centres modérateurs des combustions organiques, de même qu'elle interrompt l'action des nerfs vasomoteurs et produit cet accroissement de perte de chaleur que nous avons vu ?

Il resterait évidemment ici une expérience à faire pour compléter celles de Naunyn et Quincke. Il y aurait à voir si des lésions de la moelle cervicale qui ne la détruiraient pas dans son entier, qui n'en interrompraient pas la conduction, élèveraient aussi la température; si, comme Bruck et Günter l'ont vu pour la moelle allongée, une simple irritation de la moelle cervicale avec des aiguilles n'élèverait pas la température. Il est vrai que Tscheschichin a fait des essais d'excitation de la moelle cervicale à différentes hauteurs, mais il n'a pas préservé suffisamment ses lapins du froid, pour que l'on pût voir s'il n'y avait pas quelque production de chaleur masquée sous l'énorme augmentation des pertes que cause la paralysie vasomotrice.

Nous ne savons donc pas ce que produirait la simple excitation de la moelle allongée, si l'on supprimait suffisamment les pertes.

Toutefois, Heidenhain nous a appris que, quand la moelle allongée est séparée de la cervicale, l'excitation des nerfs sensitifs n'a plus d'influence sur la température ; ce n'est donc point dans la moelle cervicale, mais bien dans la moelle allongée que se trouve le centre de cette action réflexe.

D'autre part, l'excitation directe de la moelle allongée n'a plus d'effet sur la température, si elle a été séparée auparavant de la moelle épinière. Cela semblerait donc indiquer que, si le centre régulateur de la chaleur se trouve dans la moelle allongée, son action s'exerce par l'intermédiaire de la moelle épinière.

En résumé, de toutes ces expériences, voici ce que nous pouvons conclure au sujet du siége de l'appareil régulateur :

1° Pour le cerveau :

L'excitation du bord antérieur du pont de Varole n'a aucune influence sur la température.

Quand le cerveau est séparé de la moelle, les irritations de cette dernière ont encore une influence sur la température ; ce n'est donc pas dans le cerveau situé le centre calorifique.

2° Pour la moelle allongée.

Les excitations passagères des nerfs périphériques, par leur action sur la moelle allongée, et les excitations pas sagères de la moelle allongée elle-même, abaissent la température.

Les excitations prolongées ou continues des nerfs périphériques (clou dans le sabot du cheval) et les excitations continues de la moelle allongée (aiguilles enfoncées, section), amènent une élévation de température.

3° Pour la moelle cervicale.

Les solutions de continuité de la moelle cervicale amènent tantôt une élévation de température, tantôt un abaissement. — L'élévation n'est constante que quand on limite le chiffre des pertes.

C'est donc dans la moelle allongée et peut-être dans

la moelle cervicale que se trouve l'appareil régulateur de la chaleur.

III. *Des moyens d'action de l'appareil régulateur.*

Les dépenses de chaleur sont réglées par le moyen des nerfs vaso-moteurs.
Faits qui tendent à prouver que la production de chaleur n'est pas réglée par les vaso-moteurs.
Expériences de Heidenhain. Effets de la compression de l'aorte thoracique. — Le système nerveux exerce son action malgré l'arrêt de la circulation.
Hypothèse des nerfs modérateurs de la chaleur. Faits à l'appui.

Après avoir cherché le siége du régulateur de la chaleur, nous avons à voir quels sont ses moyens d'action. Nous savons déjà par quel moyen se produit une partie des phénomènes que nous avons observés; tout ce qui tient aux dépenses plus ou moins considérables de chaleur est produit par l'intermédiaire des nerfs vaso-moteurs, par des changements dans la répartition du sang. (Voir plus haut p. 41.)

Nous ne discuterons pas ici la question de savoir s'il y a des nerfs dilatateurs, c'est-à-dire s'il y a une dilatation active des vaisseaux; cela n'a pas trait directement à notre sujet.

Mais nous avons vu que la régulation des dépenses ne saurait expliquer tous les phénomènes, et qu'il y avait un centre nerveux qui agissait sur la production de la chaleur. Agit-il aussi par l'intermédiaire des nerfs naso-moteurs, c'est-à-dire par contraction et par dilatation des vaisseaux?

La production de calorique est-elle dépendante des conditions de pression et de vitesse du courant sanguin, ou bien l'action du centre nerveux peut-elle s'exercer par une autre voie?

Divers faits montrent qu'il peut en effet se produire des variations de température indépendamment des modifications vasculaires. Il est vrai qu'ici les phénomènes sont si complexes, les facteurs qui les produisent si multiples, qu'il y a toujours plus d'une interprétation possible.

Nous allons citer les expériences en question. La principale à ce sujet est de Heidenhain. Elle consiste à interrompre la circulation dans tout l'arrière-train d'un chien par la compression de l'aorte thoracique, et à exciter ensuite le nerf sciatique pour voir si cette irritation amènera encore l'abaissement de la température dans la veine cave inférieure.

Voici comment cet auteur opère : Il met à nu le sixième ou le septième espace intercostal jusqu'aux muscles intercostaux; puis il perce ceux-ci avec l'index autant en arrière qu'il est possible, de manière que le doigt bouche l'ouverture, et qu'il n'entre pas d'air dans la cavité thoracique, car cet air modifierait les conditions de température. Passant avec le doigt entre le poumon et la surface interne de la paroi postérieure, il arrive sur la colonne où il trouve l'aorte et peut la comprimer avec l'extrémité du doigt. Il faut laisser l'index en place pendant toute la durée de l'opération, autrement il entrerait de l'air. C'est pour cela qu'il faut choisir de grands chiens, pour que le doigt ne soit pas écrasé entre les deux côtes (1).

(1) Loco citato, p. 521 sq.

L'auteur constate que, lorsqu'il comprime ainsi l'aorte, la température monte dans la veine cave inférieure; quand il livre de nouveau passage au sang, elle redescend.

Nous reviendrons tout à l'heure sur ce fait.

Ce que nous voulons noter maintenant, c'est ceci :

Pendant que l'aorte est comprimée, si l'on vient à exciter soit le nerf sciatique, soit la peau de la face, on produit un abaissement de température dans la veine cave, tout comme dans le cas où la circulation se faisait.

L'abaissement que l'on obtient ainsi est généralement de un à trois dizièmes de degré.

Il y a une observation (p. 531) où l'excitation est produite par la suspension de la respiration, et où la température descend de 3°,1, mais c'est une exception, et il doit y avoir là quelque circonstance spéciale.

Si la température s'abaisse ainsi lorsqu'il n'y a plus de circulation, on doit en conclure qu'elle ne dépend pas uniquement des modifications de tension ou de vitesse du sang, et que l'irritation de la moelle agit par des voies autres que celles des nerfs vaso-moteurs pour diminuer les combustions locales et la production de chaleur.

Il y aurait donc des nerfs spécialement destinés à la chaleur. Ces nerfs seraient des nerfs modérateurs, puisque leur excitation consécutive à celle de la moelle allongée diminue les combustions.

Leur parésie par excitation prolongée ou bien leur interruption devrait donc déterminer une calorification exagérée. Heidenhain se trouverait ainsi d'accord avec Naunyn et Quincke.

Ceux-ci, en effet, admettent que la section de la moelle cervicale a pour effet de couper ces nerfs modérateurs de la chaleur, nerfs qui partiraient de la moelle allongée, et quitteraient la moelle successivement, accompagnant les autres nerfs rachidiens.

Ils ont même essayé de rendre cette opinion probable par des expériences ingénieuses et curieuses, si elles ne sont pas démonstratives. Voici ce qu'ils se sont dit : Si ces nerfs modérateurs sortent les uns après les autres de la moelle épinière, plus on opérera une section de celle-ci dans une région inférieure, moins on en coupera, et par conséquent, moins l'action calorifique se fera sentir ; c'est en effet ce que l'expérience a confirmé.

Opérant avec les précautions que nous avons indiquées plus haut, ils ont écrasé la moelle chez un chien à la hauteur de la dixième vertèbre dorsale. La température est montée de 39°,1 à 41°,1.

Puis, écrasant la moelle à la hauteur de la sixième vertèbre cervicale, la température est montée de 40°,5 (où elle était retombée) à 43°,7.

Un seconde expérience dans les même conditions a amené des résultats analogues (1).

Une autre expérience de Heidenhain vient confirmer cette hypothèse. Il tue des chiens par asphyxie et constate que, pendant la suspension de la respiration, la température descend, tandis qu'après la mort, elle remonte de quantités variables.

(1) Nous devons dire que M. Pochoy (v. plus haut), qui a ré-

Si, au contraire, il a préalablement séparé la moelle allongée de la moelle cervicale, l'asphyxie ne fait plus descendre la température; le thermomètre monte dès le début et continue à monter après la mort (p. 528).

Ce fait s'explique très-bien avec l'hypothèse des nerfs modérateurs. Dans le second cas, la moelle allongée étant isolée, ne peut plus exercer pendant l'asphyxie l'action modératrice de la chaleur que son excitation amène dans les cas où ses rapports sont intacts, et les combustions s'accélèrent naturellement, comme elles continuent à le faire quelques moments après la mort, où il n'existe plus d'action nerveuse du tout.

Du reste, il y a encore d'autres faits qui démontrent que la combustion organique, et par conséquent la production de chaleur ne dépendent pas immédiatement et uniquement de l'apport plus ou moins considérable du sang. Dans l'expérience citée plus haut (p. 65), de la compression de l'aorte thoracique, nous avons vu que cette compression fait monter la température dans la veine cave inférieure et dans le rectum.

La suppression de l'apport du sang n'empêche donc point immédiatement la production de chaleur, au contraire elle l'augmente (1).

pété ces expériences, n'a jamais constaté que des abaissements de température.

(1) Si la température s'élevait seulement dans la veine cave, on pourrait croire que cette élévation est due à un reflux du sang du foie, qui est, comme on le sait, d'une température plus élevée; mais, comme elle s'élève aussi dans le rectum, c'est bien une preuve qu'il y a élévation de la température centrale.

De même, la température s'élève quand le sang arrive en moindre quantité, et que son cours est ralenti. Voici une expérience qui le démontre : Heidenhain enlève, au moyen d'une poire en caoutchouc dont la canule est mise dans l'artère carotide, une certaine quantité de sang à un chien. La température monte dans la veine cave inférieure. Lorsqu'en pressant la poire, il rend à la circulation le sang enlevé, la température redescend dans la veine cave inférieure. L'expérience donne les mêmes résultats quand on enlève le sang à l'artère fémorale ; on mesure alors la température dans la veine jugulaire, de manière à être garanti contre les erreurs qui pourraient résulter du voisinage immédiat de l'endroit où l'on prend la température, et de celui où l'on fait l'opération.

Enfin, c'est ainsi seulement qu'on peut expliquer l'élévation de la température après la mort. On sait, en effet, que la température monte encore un peu après la mort, et ne descend que très-lentement (1).

C'est parce que les combustions organiques continuent pendant un certain temps, probablement assez limité, à produire de la chaleur ; comme le corps n'en perd plus par la circulation, comme il ne vient plus sans cesse de la périphérie une certaine quantité de sang plus froid vers les organes centraux, pour leur enlever un excès de chaleur, le niveau de la température s'élève dans ces derniers.

Concluons donc de cette étude sur les nerfs qui modifient la température :

Les variations de température ne sont pas unique-

(1) Valentin, Die postmortale Temperatursteigerung. Leipzig, 1869.

ment en relation avec les variations de vitesse et de tension vasculaires.

Les combustions organiques, et par conséquent la production de la chaleur, ne dépendent pas uniquement de la quantité de sang qui circule dans les organes; la régulation de la production de chaleur ne se fait pas par l'intermédiaire des nerfs vaso-moteurs.

Il y a très-probablement des fibres nerveuses spéciales qui dépendent du centre modérateur de la chaleur, et qui agissent directement sur les combustions organiques (1).

(1) Nous sommes loin cependant de vouloir donner à ces conclusions une forme absolue. Comme nous le disions plus haut, quelques-uns de ces phénomènes permettent plus d'une interprétation.

Ainsi la persistance de l'influence du sciatique pendant la compression de l'aorte s'expliquerait, d'après Heidenhain, par l'action des nerfs vaso-moteurs. Cet auteur croit avoir démontré, par des expériences directes, que la vitesse du sang dans les capillaires et dans les veines s'accroît pendant la contraction des petits vaisseaux. La tension dans les veines augmenterait aussi pendant ce temps. L'abaissement de la température tiendrait donc, d'après lui, à ce que le sang refroidi à la périphérie cheminerait plus vite sous l'influence de la contraction vasculaire produite par l'excitation de la moelle, et viendrait abaisser le niveau thermométrique dans la veine cave.

Nous ne saurions entrer ici dans le détail de ces expériences pour lesquelles nous renvoyons à l'auteur (loc. cit., p. 546, 548 et suivantes); nous ne pouvons pas non plus en entreprendre la discussion, mais nous devons faire remarquer que, de l'aveu de presque tous les physiologistes, c'est au contraire pendant la dilatation des petits vaisseaux que la vitesse du sang s'accélère dans les capillaires et dans les veines.

On ne saurait donc invoquer la contraction des capillaires et l'action des vaso-moteurs pour expliquer cet abaissement.

CHAPITRE IV.

APPLICATION DES DONNÉES PRÉCÉDENTES A LA FIÈVRE.

Après avoir parcouru toute cette série d'expériences, nous revenons à la fièvre, et voici ce que nous pouvons en appliquer à la théorie de l'élévation de température fébrile.

Nous savons que le régulateur de la chaleur est dans la moelle allongée ;

Qu'il y a un centre vaso-moteur dont l'excitation diminue, dont la parésie augmente les pertes de chaleur ;

Qu'il y a un centre calorifique dont l'excitation diminue la production de chaleur, et dont la parésie l'augmente.

Si ces deux centres étaient excités dans la même proportion, l'augmentation des pertes balancerait celle de la production, et il n'y aurait pas élévation de niveau.

Il faut donc que les combustions organiques, sources de la chaleur, soient plus activées que les pertes, en d'autres termes que l'appareil modérateur des combustions soit parésié d'abord.

C'est en effet ce qui arrive. Au début d'une fièvre, quand la production de la chaleur est la plus intense, quand se produit cette élévation de 1 à 2° par demi-heure que nous avons vue plus haut (voir p. 25 et 26), le centre modérateur des combustions est évidemment parésié.

Le centre vaso-moteur, au contraire, est excité. C'est pendant cette période, en effet, que les petits vaisseaux sont contractés, c'est-à-dire que nous avons le frisson. Ce phénomène contribue du reste à l'élévation de la température par la diminution des pertes (1).

Plus tard seulement, les nerfs vaso-moteurs sont parésiés à leur tour. Les vaisseaux de la périphérie se dilatent, et augmentent la quantité de sang qui vient perdre de la chaleur à la surface du corps. La circulation activée sert, non pas à échauffer le corps, comme on le croit d'habitude, mais à apporter du sang rafraîchi de la périphérie aux organes centraux, pour faire équilibre à la quantité de chaleur exagérée qui s'y produit.

C'est par là que l'élévation de la température est limitée, et ne va pas plus loin. Mais elle n'est pas ramenée au taux normal. Pendant toute la durée de la fièvre, le centre modérateur de la chaleur est plus paralysé que le centre vaso-moteur.

Cette manière de voir est confirmée par une expérience de Heidenhain.

Sur un animal chez lequel on a produit la fièvre artificiellement, l'excitation du sciatique ne fait plus descendre la température, comme elle le fait à l'état normal ; c'est-à-dire qu'elle n'agit plus sur le centre calorifique, ou que celui-ci ne répond plus à cette excitation (2).

(1) Quand la température s'élève lentement, il ne se produit pas de frisson ; il n'y a pas cette suractivité passagère du centre vaso-moteur.

(2) Il y a une expérience de Heidenhain qui indique bien que

Cependant, elle fait encore augmenter, comme à l'état normal, la pression dans l'arbre artériel, elle fait donc encore contracter les petits vaisseaux. Le centre vaso-moteur répond encore à l'excitation, il n'est donc pas complétement paralysé (1).

Dans la crise, quand la fièvre cesse, la température descend avant que la sueur se produise ; c'est donc le centre modérateur qui a repris sa fonction ; après seulement vient l'évacuation dite critique, soit de sueur, soit d'urine, évacuation que l'on peut rattacher à des phénomènes de circulation.

Comment se fait cette parésie, soit du centre modérateur, soit du centre vaso-moteur?

Par quelle voie les différentes causes fébrigènes viennent-elles agir sur la moelle allongée et y déterminer cette excitation continue qui amène l'augmentation des combustions d'abord, le relâchement des vaisseaux ensuite?

la source de la chaleur exagérée lors de la fièvre n'est pas dans le sang, mais dans les tissus.

Chez un animal à fièvre artificielle, il constate que la température des tissus est plus élevée que celle du sang. « Nous avons mesuré comparativement, dit-il (loc. cit., p. 562), avec un appareil thermo-électrique, la température du cœur gauche et celle des muscles adducteurs de la cuisse, par lesquels nous fîmes passer l'aiguille jusque vers l'os.

« Chez les animaux bien portants, la chaleur y était habituellement moindre que dans le cœur ; chez trois animaux fiévreux, elle était plus élevée que dans le cœur gauche. La production de chaleur dans les muscles serait donc plus active dans la fièvre qu'à l'état de santé. »

(1) La température est, par exemple, dans la veine cave inférieure, de 40°,85 ; la pression artérielle est de 115mm. On irrite la peau et la face ; la pression monte à 190. Mais la température ne baisse plus comme dans le cas cité plus haut (v. p. 45) ; elle demeure à 40°,85.

Comment des causes aussi variées que celles qui produisent la fièvre aboutissent-elles toutes au même résultat ?

L'expérience de M. Bernard, que nous avons citée p. 46, semble indiquer que c'est par les nerfs sensitifs que se transmet l'excitation fébrigène, mais c'est la seule donnée positive que nous ayons sur ce sujet.

Aussi ne voulons-nous pas nous engager dans cette question des causes premières, car nous touchons au point dont parle Bacon : « Quand on cherche le pourquoi des choses, on finit par arriver à une cause sourde qui ne répond plus à nos questions. »

Résumons donc ici les conclusions de ce travail :

CONCLUSIONS.

1. C'est l'élévation durable de la température qui constitue la fièvre.

2. L'élévation de la température est due à une production exagérée de calorique.

3. Cette production exagérée de calorique est considérable, surtout dans le frisson. Elle va jusqu'à deux fois et demie la quantité normale.

4. Les déchets organiques : urée, acide carbonique, sont toujours augmentés dans la fièvre.

5. La quantité d'acide carbonique exhalé est proportionnelle à la rapidité de l'élévation de la température.

6. Il existe un appareil régulateur de la chaleur. — Il fait varier non-seulement notre dépense, mais aussi notre production de calorique.

7. Il a son siége dans la moelle allongée.

8. Il agit sur la production du calorique par d'autres nerfs que les vaso-moteurs.

9. Il y a des nerfs modérateurs des combustions organiques; leur section ou leur parésie augmente ces dernières, indépendamment des conditions de vitesse ou de tension du sang.

10. Dans la fièvre, le centre modérateur de la chaleur est parésié, ce qui permet l'augmentation des combustions organiques.

11. Les tissus ont dans la fièvre une température plus élevée que le sang.

12. La circulation accélérée de la fièvre sert à tempérer la chaleur des parties centrales.

Note A. v. p. 14. — D'après M. Gubler (thèse de Bordier 1868; thèse de Charvot 1871), une des causes principales de l'élévation de la température dans la fièvre serait la diminution des sécrétions. — A l'état normal, une certaine quantité de calorique se transforme en action chimique pour produire le suc gastrique, le suc intestinal, la bile, la salive, etc. Dans la fièvre, toutes ces sécrétions sont, sinon supprimées, du moins diminuées; il ne se fait donc plus le même travail chimique; la chaleur que ce travail consommait à l'état normal, se trouve libre et peut se faire sentir au thermomètre.

L'opinion de M. Gubler est exacte; il y a de ce fait une certaine quantité de chaleur libre, mais il est impossible de la mesurer. Du reste, elle ne peut être considérable, car l'augmentation de la quantité d'acide carbonique exhalé, qui est tout à fait proportionnelle à l'élévation de la température (v. p. 37), prouve bien que c'est la combustion exagérée qui est la source à peu près unique de la chaleur fébrile.

BIBLIOGRAPHIE.

Ackermann. — Die Wærmeregulation im hœheren thierischen Organismus. Deutsch. Arch., II, 1867, p. 359.
F. v. Baerensprung. — Unters. über die Temperaturverhaeltnisse d. Menschen, etc. Müller's Arch., 1852.
Bartels. — Unters. üb. die Ursachen einer gesteigerten Harnsæureausscheidung, etc. Deutsch. Arch. I, p. 13.
Bergmann. — Ueber das durch Faülniss u. Entzuendungsprod. erzeugte Fieber. Petersb. med. Zeitschrift Bd. XV, 1868.
Billroth. — Arch. f. Klin. Chirurg. vol. VI, 1864, p. 372; vol. IX, 1867.
Frankland. — Proceedings of the royal Institute, 1866, June.
Gavarret. — Physique médicale De la chaleur produite par les êtres vivants. Paris, 1855,
— Les phénomènes physiques de la vie. Paris, 1869.
Hattwich. — Ein Beitrag z. den Unters. über die Ursachen der Temperatursteigerung, etc. Berlin, 1869.
Heidenhain. — Ueber bisher unbeachtete Einwirkungen des Nervensystems auf die Kœrpertemperatur u. den Kreislauf. Pflüger's Arch., 1870, p. 504.
Helmholtz. — Article Chaleur (Wærme) in Encyclop. Wœrterb. der medicin. Wissenschaften, 1846, vol. XXXV, p. 255.
Hirtz (de Strasbourg). — Articles Chaleur, Crise, Fièvre. Dict. de méd. et de chir. prat.
Hoeppener. — Beitrag z. Lehre vom Wundfieber. Dorpat, 1869.
Hoppe. — Virchow's Arch., XI, p. 453.
Huppert. — Ueber die Beziehung der Harnstoffsausscheidung z. Kœrpertemperatur. Arch. f. Heilkunde, 1866.
Huppert et Riesell. — Ueber den Stickstoffumsatz beim Fieber. Arch. d. Heilk, 1869, p. 329.
Immermann. — Casuist. Beitr. z. Theorie d. fieberh. Temperatur, etc. Deutsch. Klin., 1865, n° 1.
— Zur Theorie der Tagesschwankung im Abdominaltyph. Deutsch. Arch. VI, 561.
Jürgenssen. — Zur Lehre v. d. Behandlung fieberh. Krankh. mittelst d. kalten Wassers. Deutsch. Arch., 1867, III, p. 165; 1868, III, p. 323, IV.

Kernig. — Experimentelle Beitrœge z. Kenntniss der Wærmeregulirung beim Menschen. Dorpat, 1864.

Liebermeister. — 1859. Deutsche Klinik nº 40. — Die Regulirung der Wærmebildung bei den Thieren von constanter Temperatur.

— 1860. Archives de Reichert et Dubois Reymond, p. 520. Physiologische Untersuch. über die quantitat. Verænderungen der Wærmeproduction.

— 1864. Ibid., p. 28.

— 1865. Præger Vierteljahrsschrift, vol. LXXXV et LXXXVII. Klinische Untersuchungen über das Fieber u. dessen Behandlung.

— 1866. Deutsch. Arch. f. klin. Medicin., vol. I. Ueber die Wirkungen der febrilen Temperatursteigerung.

— 1867. Ibid., vol. III, p. 23. Ueber die antipyretische Wirkung der Chinins.

— 1868. Ibid., vol. V, p. 217. Ueber die quantit. Bestimmung der Wærmeproduction im kalten Bade.

Liebermeister et Hagenbach. — 1868. Aus der medicinischen Klinik zu Basel. Beobacht. u. Versuche über die Anwendung der kalten Wassers bei Krankheiten.

Liebermeister. — 1871. Deutsch. Arch., vol. VII, p. 153. Untersuch. über die quantit. Verænderungen der Kohlensaüreproduction beim Menschen.

— 1871. Virchow's Arch., XXV. Zur Lehre von der Wærmeregulirung.

— 1871. Ueber Wærmeregulirung u. Fieber. Volkmann, Sammlung Klinischer Vortræge, nº 19.

Leyden. — Unters. über das Fieber. Deutsch. Arch., V, 1869.

— Ueber die Respiration im Fieber. Deutsch., Arch., VII.

Ludwig. — Wiener medic. Wochenschrift, 1860.

Marey. — Physiologie de la circulation du sang. Paris, 1863.

Michael. — Specialbeobacht. der Kœrpertemperat. im intermit. Fieber. Arch. f. physiol. Heilk., 1856.

Naunyn et Quincke. — Ueber den Einfluss des Centralnervensystems auf die Wærmebildung im Organismus. Arch., Reichert et Dubois R., 1869.

Naunyn. — Ueber das Verhalten der Harnstoffausscheid. beim Fieber. Berlin Klin. Wochenschr., 1869, nº 4.

— Beitr. zur Fieberlehre Arch. Reichert et Dubois R., 1870.

Pochoy. — Recherches expérimentales sur les centres de température. Paris, 1870.

Quincke. — Einige Fælle excessiv hoher Temperatursteig. Berlin Klin. Wochenschr. 1869, nº 29.

Ranke. — Kohlenstoff u. Stickstoffausscheid. des ruhenden Menschen. Arch. Reichert et Dubois-Reymond, 1869, p. 311.

Richardson. — On increment of animal heat. Med. Times and. Gaz., 8 mai 1869.

Riesenfeld. — Harnanalysen bei Febris recurrens. Virch. Arch. Bd. 47.

Sée. — Du diagnostic des fièvres par la température. Bulletin de thérapeutique, 1869, p. 145.

Senator. — Beitr. zur Lehre v. der Eigenw. u. von dem Fieber. Virch. Arch. 45, 1869, p. 351.

— Ueber das Verhalten der Eigenw. bei Abkühlung der Haut. Virch. Arch. 1871, p. 354.

Schiff. — Sur la température du cerveau. Arch. d. physiol. nor-normale et patholog., II et III.

Schultzen. — Ueber den Stickstoffumsatz bei febris recurrens. Annalen der Charitékrankenh. zu Berlin, 1869.

Silujanoff. — Zur Fieberlehre. Virch., Arch. 1871, p. 327.

Traube et Jochmann. — Zur Theorie der Fiebers. Deutsch. Klinik, 1855, nº 46.

Traube. — Zur Fieberlehre. Med. Centralzeitung. 1863, nos 52, 57, 102; 1864, nos 24, 25.

Tscheschichin. — Zur Lehre v. der thierischen Wærme. Arch. Reichert et Du Bois R. 1866, p. 151.

— Hemmungscentrum für Wærmebildung. Deutsch. Arch. 1867, II, p. 588

Unruh. — Ueber die Stickstoffausscheidung bei fieberhaften Krankheiten. Virch. Arch., vol. XLVIII, 1869, p. 227.

Valentin (A). — Die postmortale Temperatursteigerung. Deutsch. Arch. f. klin. Med., VI, p. 200.

Wachsmuth. — Zur Lehre vom Fieber. Arch. d. Heilk. 1865, p. 193.

Virchow. — Handb. der spec. Pathol. u. Therap., vol. I, 1854, p. 26, sq.

C. O. Weber. — Deutsche Klinik, 1864, nos 44, 49.

Wunderlich. — Die Eigenwærme in Krankheiten. Leipzig, 1870.

— Articles divers dans Arch. der Heilkunde, 1861-1868.

Zimmermann. — Deutsche Klinik, 1862, p. 1; 1863, p. 43.

TABLE DES MATIÈRES

A. Parent, imprimeur de la Faculté de Médecine, rue Mr-le-Prince.

Paris. A. Parent, imprimeur de la Faculté de Médecine, rue Mr-le-Prince, 31.

www.ingramcontent.com/pod-product-compliance
Ingram Content Group UK Ltd.
Pitfield, Milton Keynes, MK11 3LW, UK
UKHW021221230726
13926UKWH00003B/1162